Johann Caspar Rüegg

Die Herz-Hirn-Connection

Wissen & Leben
Schattauer

herausgegeben von Wulf Bertram

Johann Caspar Rüegg

Die Herz-Hirn-Connection

Wie Emotionen, Denken und Stress unser Herz beeinflussen

Schattauer

Prof. Dr. med. Johann Caspar Rüegg, Ph. D.
Haagackerweg 10
69493 Hirschberg

Bibliografische Information der Deutschen Nationalbibliothek
Die Deutsche Nationalbibliothek verzeichnet diese Publikation in der Deutschen Nationalbibliografie; detaillierte bibliografische Daten sind im Internet über http://dnb.d-nb.de abrufbar.

Besonderer Hinweis:
Die Medizin unterliegt einem fortwährenden Entwicklungsprozess, sodass alle Angaben, insbesondere zu diagnostischen und therapeutischen Verfahren, immer nur dem Wissensstand zum Zeitpunkt der Drucklegung des Buches entsprechen können. Hinsichtlich der angegebenen Empfehlungen zur Therapie und der Auswahl sowie Dosierung von Medikamenten wurde die größtmögliche Sorgfalt beachtet. Gleichwohl werden die Benutzer aufgefordert, die Beipackzettel und Fachinformationen der Hersteller zur Kontrolle heranzuziehen und im Zweifelsfall einen Spezialisten zu konsultieren. Fragliche Unstimmigkeiten sollten bitte im allgemeinen Interesse dem Verlag mitgeteilt werden. Der Benutzer selbst bleibt verantwortlich für jede diagnostische oder therapeutische Applikation, Medikation und Dosierung.
In diesem Buch sind eingetragene Warenzeichen (geschützte Warennamen) nicht besonders kenntlich gemacht. Es kann also aus dem Fehlen eines entsprechenden Hinweises nicht geschlossen werden, dass es sich um einen freien Warennamen handelt.

E-Mail: info@schattauer.de
Internet: www.schattauer.de
Printed in Germany

Lektorat: Volker Drüke, Münster
Umschlagabbildung: Joan Miró, Danseuse II, 1925, © Successió Miró/VG Bild-Kunst, Bonn 2012
Umschlaggestaltung: Medienfabrik, Hölderlinstraße 38, 70174 Stuttgart
Satz: am-productions GmbH, Wiesloch
Druck und Einband: AZ Druck und Datentechnik GmbH, Kempten/Allgäu

ISBN 978-3-7945-2882-0

Für meine Familie

Vorwort

Ein tiefer Blick ins Herz: Wahrhaftig, das ist das Innere meines Herzens, das sind die Herzhöhlen und die Herzklappen, was ich auf dem Bildschirm des modernen 3-D-Echokardiographen erkenne. Im Sekundentakt – oder noch etwas schneller – gehen die Klappen auf und zu, die muskulösen Herzwände bewegen sich kräftig und regelmäßig. So also schlägt mein Herz nun seit über 82 Jahren – rastlos und bisher etwa 3 Milliarden Mal. „Ihr Herz ist gesund“, sagt der Kardiologe, und das erfüllt mich mit großer Dankbarkeit und – Ehrfurcht, aber auch mit Respekt vor den Leistungen der Medizin. Unwillkürlich fallen mir auch die kontraktilen Proteine ein, diese winzigen molekularen Motoren in den Herzmuskelzellen, die mein Herz unermüdlich bewegen. Dem Studium der Funktionsweise und Regulation dieser Nanomotoren habe ich Jahrzehnte meines Forscherlebens gewidmet.

Das Herz des Menschen ist aber nicht nur eine außerordentlich leistungsfähige und langlebige „Pumpe“, es ist auch ein sensibles Organ, das auf unser seelisches Erleben reagiert. Mehr als jedes andere Organ unseres Körpers repräsentiert es den Einfluss des Psychischen auf das Somatische. So wurde das Herz in vielen Kulturen zum Symbol für die Seele, was in Mythen und Märchen, in Gedichten und Liedern, aber auch in unzähligen Redewendungen zum Ausdruck kommt – und dies nicht nur, wenn wir jemandem „aus dem Herzen sprechen“.

Gedanken und Gefühle können im wahrsten Sinne „zu Herzen gehen". So bleibt uns „vor Schreck fast das Herz stehen", und bei Trauer wird einem „schwer ums Herz". Stress kann den Blutdruck erhöhen. Zwischen Herzinsuffizienz und Depression besteht ein gut erforschter Zusammenhang, und Trauer kann tatsächlich ein „Broken-Heart-Syndrom" hervorrufen. Kurz, das menschliche Herz ist mit der Psyche aufs Engste verbunden – und natürlich mit ihrem materiellen Träger, dem Gehirn. Die „Herz-Hirn-Connection" ist deshalb auch das zentrale Thema dieses Buches, das sich als roter Faden durch fast alle Kapitel zieht.

Auf das einführende Kapitel „Herz und Seele" folgt eine kurze Synopsis der Anatomie und Physiologie des gesunden und kranken Herzens – eine, wie ich glaube, auch für medizinische Laien verständliche Betriebsführung. Wer schon mit der Architektur, der Feinstruktur und den Funktionen des zentralen Kreislauforgans weitgehend vertraut ist, wird vermutlich direkt zu den psycho-(neuro-)kardiologischen Kapiteln springen. Sie stehen in einem inneren Zusammenhang, können aber auch einzeln gelesen werden. Meine Ausführungen sollen darlegen, wie Emotionen und unser Geist („mind") – unser Gehirn – die Gesundheit von Herz und Kreislauf beeinflussen können und umgekehrt. Heute verstehen wir beispielsweise bis ins molekulare Detail, auf welche Weise Trauer die Symptome des „gebrochenen Herzens" erzeugt und was dabei im Gehirn geschieht. Die Psychosomatik des Herzens ist also eine Disziplin, die auch naturwissenschaftlichen Ansprüchen genügen kann.

Das war nicht immer so. Viktor von Weizsäcker und andere berühmte Pioniere der Psychosomatik waren der Meinung, in der „Organsprache" des Körpers drückten sich verdrängte seelische Konflikte, Nöte und Wünsche aus, und körperlichen Symptomen und Krankheiten, auch Herzerkrankungen, wurde deshalb Symbolcharakter zugeschrieben. „Krankheit als Symbol" wurde zum Schlagwort. Wie viele meiner Züricher Kommilitonen hat mich als Medizinstudent von Weizsäckers Anthropologie („*Der kranke Mensch*") begeistert. Das änderte sich jedoch unter dem Einfluss meines Doktorvaters, des großen Physiologen, Psychophysiologen und Hirnforschers Walter Rudolf Hess (1881–1973, Nobelpreis 1949). Ich wurde Muskelforscher; später widmete ich mich vor allem der Erforschung der Muskulatur des Herzens und ihrer Regulation. Dass dabei auch Emotionen – Gemütsbewegungen – eine zentrale Rolle spielen, wusste schon William Harvey (1578–1652), der Entdecker des Blutkreislaufs. Harvey schrieb: „Jede Gemütserregung, die entweder von Schmerz oder Lust, Hoffnung oder Furcht begleitet wird, ist die Ursache einer Erregung, deren Einfluss sich bis auf das Herz erstreckt" (s. Kap. 1). Unser Herz ist eine sehr sensible Pumpe!

Wie schon in „*Mind & Body*" möchte ich mit meinen Essays einen Beitrag zur Überbrückung der Kluft zwischen einer rein somatisch orientierten Medizin und einem „ganzheitlichen“, psychosomatischen Krankheitsverständnis leisten. Diesem Buch liegt ein intensives Studium des ausgezeichneten, von Christoph Herrmann-Lingen und Kollegen herausgegebenen Werkes *„Psychokardiologie“* zugrunde; die einschlägige Fachliteratur konnte ich bis Ende 2011 berücksichtigen und außerdem auf Teile von zwei meiner 2010 in der „Frankfurter Rundschau“ veröffentlichten Aufsätze zurückgreifen. Für wertvolle Literaturhinweise und Kommentare danke ich Kollegen und Kolleginnen, insbesondere Michael Feld, Peter Heinl, Isabel und Arnt Kristen, Gabriele Pfitzer, Gerd Rudolf, Marcus Schaub und, nicht zuletzt, Heiner Schirmer für seine Anregungen und die hilfreichen Gespräche. Ebenso gilt mein großer Dank Wulf Bertram und seinem Team vom Schattauer Verlag, Petra Mülker, Alina Piasny und Franziska Billmann sowie Volker Drüke, für die hervorragende kreative Zusammenarbeit. Meinem Sohn Christian bin ich, wie immer, für den IT-Support dankbar. Und vor allem danke ich meiner Frau Elvi – unserer Familie ist dieses Buch gewidmet – *von ganzem Herzen.*

Hirschberg, im Herbst 2012 Johann Caspar Rüegg

Inhalt

Die von Wulf Bertram herausgegebene Reihe „Wissen & Leben" vereint eine Kollektion ebenso unterhaltsamer wie anspruchsvoller Essays aus den Bereichen Medizin, Psychologie, Naturwissenschaft und Naturphilosophie. Wissenschaftler von internationaler Reputation vermitteln mit Engagement (und offensichtlichem Vergnügen beim Schreiben!) die faszinierenden Ergebnisse moderner Forschung und Theoriebildung.

Die bisher erschienenen Bände der Reihe:

Thomas Bergner:
Unsere Gefühle – Die Sprache des Selbst

Hans Biedermann:
Die Drillinge des Doktor Freud

Valentin Braitenberg:
Das Bild der Welt im Kopf – Eine Naturgeschichte des Geistes
Information – der Geist in der Natur

Carsten Bresch:
Evolution – Was bleibt von Gott?

Alois Burkhard:
Achtsamkeit – Entscheidung für einen neuen Weg

Peter Fiedler:
Verhaltenstherapie mon amour – Mythos, Fiktion, Wirklichkeit

Heinz Hilbrecht:

Meditation und Gehirn – Alte Weisheit und moderne Wissenschaft

Reinhart Lempp:

Generation 2.0 und die Kinder von morgen – aus der Sicht eines Kinder- und Jugendpsychiaters

Michael Metzner:

Achtsamkeit und Humor

Jürgen G. Meyer:

Darwin, Mendel, Lamarck & Co. – Die Partitur der Evolution zum Homo sapiens

Johann Caspar Rüegg:

Mind & Body – Wie unser Gehirn die Gesundheit beeinflusst

Die Herz-Hirn-Connection – Wie Emotionen, Denken und Stress unser Herz beeinflussen

Manfred Spitzer:

Aufklärung 2.0 – Gehirnforschung als Selbsterkenntnis

Dopamin & Käsekuchen – Hirnforschung à la carte

Nichtstun, Flirten, Küssen – und andere Leistungen des Gehirns

Imitieren, Kommunizieren, Korrumpieren – Das (un)soziale Gehirn

Manfred Spitzer und Wulf Bertram:

Hirnforschung für Neu(ro)gierige – Braintertainment 2.0

1 Herz und Seele

Eine Einführung

Es ist eine medizinische Sensation: In der Nacht des 3. Dezember 1967 gelingt dem südafrikanischen Herzchirurgen Christiaan Barnard (1922–2001) und seinem Team im Groote Schoor Krankenhaus in Kapstadt die weltweit erste erfolgreiche Transplantation eines menschlichen Herzens. Der Empfänger ist der 54-jährige Gemüsehändler Louis Washkansky, ein ehemaliger Amateurboxer, der bereits drei schwere Herzattacken hinter sich hat. Sein krankes Herz wird mit viel Glück durch ein gesundes ersetzt; er überlebt den gefährlichen Eingriff. Am nächsten Morgen, Punkt 6 Uhr 13, schlägt in seiner Brust das Herz der jungen, tödlich verunglückten Denise Darvalls – allerdings nur 18 Tage lang. Er starb schon am 21. Dezember an den Folgen einer Lungenentzündung[1]. Dennoch: Die erste erfolgreiche Herztransplantation löste ein weltweites Medienecho aus. Christiaan Barnard und sein Team schrieben Medizingeschichte.

[1] Vgl. de.wikipedia.org/wiki/Louis_Washkansky.

Das Herz als Symbol

Das neue Verfahren erregte nicht nur medizinisches Aufsehen. Bedenkt man die überlieferte Auffassung vom Herzen als Lebenszentrum und Sitz der Seele, so musste die erste Herztransplantation durch Christiaan Barnard geradezu einen Kulturschock hervorrufen – natürlich auch und gerade bei streng gläubigen Christen. Diese Herzoperation brachte nämlich alle herkömmlichen Vorstellungen von Leib und Seele durcheinander (7). Das Herz ist ja nicht nur ein biologisches Organ, es hat auch eine tiefe symbolische Bedeutung. In der Bibel ist das Herz „das umfassende Lebenszentrum", aber auch „jener Wesenskern des Menschen, den Gott erforscht, durchschaut und wägt", schreibt der Schweizer Kardiologe Frank Nager in seinem wunderbaren Buch *„Das Herz als Symbol"* (12). Er zitiert die „durchdringende Donnerrede Jesu" gegen das (verhärtete) Herz:

„Denn von innen, aus dem Herzen des Menschen kommen die bösen Gedanken, Unzucht, Diebstahl, Mord, Ehebruch, Habsucht, Bosheit, List, Ausschweifung, neidischer Blick, Lästerung, Hochmut, Narrheit. Alle diese bösen Dinge kommen von innen heraus und verunreinigen den Menschen." (Mk 7,21–23)

Der deutsche Pfarrer, Schriftsteller und Missionar Johannes Evangelista Goßner (1773–1858) illustriert allegorisch den Seelenzustand eines solchermaßen verhärteten Menschenherzens. Auf einem seiner Kupferstiche sieht man einen „sündigen" Menschen, dessen symbolisch dargestelltes Herz „den Teufel und die sieben Hauptlaster beherbergt“ (12). Es ist ein Sinnbild für die Bosheit – für „die *Verderbtheit* (corruptio) des menschlichen Herzens“, um mit Kant zu sprechen (6). In einer anderen Abbildung stellt er den Seelenzustand eines geläuterten, gewandelten Menschen sinnbildlich dar, dessen „steinernes“ Herz durch ein weiches „fleischern Herz“ *ausgetauscht* wurde. Darin wohnen nun – ebenfalls allegorisch dargestellt – die großen christlichen Tugenden Glaube, Liebe, Hoffnung und der Heilige Geist. Kurz, Goßner glaubt – wie schon viele Denker vor ihm –, das Herz sei der Sitz der Seele samt all ihrer guten oder schlechten Eigenschaften. Und vermutlich ist dieser Glaube weit verbreitet (1) – auch in der Welt der Märchen. In Wilhelm Hauffs „Das kalte Herz“ gelangt Peter Munk, genannt der Kohlenmunk-Peter, dank eines Zaubers zu großem Reichtum, erhält dafür jedoch ein Herz aus Stein, das ihn hart und kaltherzig, aber auch todunglücklich macht. Er wird zu einem anderen Menschen, denn er tauscht sein altes, sein „gutes Herz“ gegen den schnöden Mammon ein (3).

Auch heute noch spricht der Volksmund von einem „kalten“ und „steinernen Herzen“, wenn von einem hartherzigen Menschen die Rede ist, andererseits aber auch vom sprichwörtlichen „Hasenherz“ eines Angsthasen oder vom „weichen Herz“ eines Gutherzigen. In unserem Denken und Sprechen, in Gedichten und Liedern ist das Herz zumeist metaphorisch gemeint, das wissen wir alle. So kann man „sein Herz verschenken“, aber auch (in Heidelberg) „verlieren". Der „Joker in der deutschen Dichtung" (Reich-Ranicki) ist nicht das Herz, das die Ärzte meinen, die „Blutpumpe". Schon immer war das „gute Herz" auch ein Symbol der Seele und der Liebe – wie zum Beispiel in der bezaubernden Anfangsstrophe[2] eines der schönsten Liebesgedichte. Sie lautet:

Willst Du Dein Herz mir schenken,
So fang es heimlich an,
Daß unser beider Denken
Niemand erraten kann,
Die Liebe muß uns beiden
Allzeit verschwiegen sein,
Drum schließ' die größten Freuden
Im innersten Herzen ein.

Das fremde Herz

Was geschieht nun aber mit der Seele – mit der eigenen Identität –, wenn das Herz eines Menschen nicht nur sinnbildlich (wie im Märchen), sondern von Herzchirurgen *de facto* ausgetauscht wird? Das ist eine Frage, die sich jedem nach einer Herztransplantation stellt. So ha-

---

2 Zitiert nach Nager (12). Dieses Liebesgedicht eines unbekannten Dichters wurde von Johann Sebastian Bach (1685–1750) als „Aria di Giovannini", BWV 518, Notenbüchlein der Anna Magdalena Bach Nr. 37 (1725) vertont (s. www.handmann.phantasus.de/g_ariadigiovannini.html).

ben manche Patienten vor und nach der Herzverpflanzung große seelische Probleme bis hin zur Identitätswahrung. Sie fragen sich, ob das fremde Herz zu einer Wesensveränderung führen könnte, etwa so, dass sie als Empfänger gewisse Persönlichkeitszüge des Spenders annehmen, sagt der Psychokardiologe Christoph Herrmann-Lingen. Genährt werden solche Befürchtungen immer wieder durch Berichte in den Medien, die seltsame Persönlichkeitsveränderungen von Herztransplantierten beschreiben, welche angeblich Vorlieben oder Eigenschaften des verstorbenen Spenders übernommen haben (4). Haben wohl deshalb manche Männer Schwierigkeiten mit weiblichen Spenderherzen (7)? Über seine ganz persönlichen Probleme mit einem fremden Herzen äußerte sich erschüttert der herztransplantierte Straßburger Philosoph Jean-Luc Nancy in seinem Buch *„Der Eindringling"*. Zunächst erlebt er die Herztransplantation als *restitutio ad integrum*, also völlige Wiederherstellung – allerdings nur für kurze Zeit. Er schreibt:
„Ziemlich schnell löst sich die zweifelhafte Symbolik der Gabe eines andern auf, einer geheimen Komplizenschaft oder Intimität, die den Andren mit mir verbindet (....). In meinem Fall kann mein Herz das einer schwarzen Frau sein. Doch dauert es nicht lange, bis sich der Andere als Fremder kundtut, der durch seine andere Immunität Gekennzeichnete. Es kommt zur Abstoßung. Der Andere wird von meinem Immunsystem als etwas Fremdes, als Eindringling empfunden." (13, S. 31)

Eine immunologische Abstoßungsreaktion ist für Herztransplantierte tatsächlich ein lebenslanges Risiko. Das belastet ungemein.
Mit der Einführung von Cyclosporin in den 80er Jahren des letzten Jahrhunderts stand zum ersten Mal ein wirksames und gut steuerbares Medikament zur Unterdrückung der Immunabwehr des Empfängers zur Verfügung. Seitdem hat sich die Herztransplantation zur Behandlung einer schweren Herzschwäche (Kardiomyopathie) weltweit fest etabliert. Dennoch sind noch immer viele Patienten vor und nach der Transplantation großen seelischen Belastungen ausgesetzt, zumal gerade für sie das Herz eine sehr emotionale, symbolische Bedeutung hat. Deshalb müssen in Deutschland psychosozial geschulte Experten in die Vor-Einschätzung und Nachsorge des Patienten mit einbezogen werden (4). Schon die lange Wartezeit vor dem Eingriff ist zermürbend. Aber natürlich spielen auch ethische Fragen eine Rolle, geht es doch auch und nicht zuletzt um das Problem der so genannten Verteilungsgerechtigkeit bei knappen Ressourcen. Gilt nicht das Sprichwort „Gott schickt jedem Schmerzen, Heilung nur den Reichen“ (7, S. 59)? Zudem haben Patienten nicht selten Gewissenskonflikte, weil sie die Zuteilung eines Spenderherzens erhoffen, aber damit natürlich auch den Tod eines anderen Menschen, des Spenders, billigend in Kauf nehmen und davon profitieren. Wie Herrmann-Lingen ausführt, sei dann für manche Transplantatempfänger der Gedanke hilfreich, dass der Organspender die Chance habe, nach

dem Tod noch eine Zeit lang mit einem Teil seines Körpers im Empfänger weiterzuleben (4). Da wird sein Herz sein, sein lebendiges Herz. Wäre dieser Gedanke nicht auch für die Angehörigen des Verstorbenen tröstlich?
Nach der Herztransplantation erlebt der Patient in der Regel schon auf der Intensivstation zum ersten Mal wieder das Gefühl, ganz durchatmen zu können und ausreichend Luft zu bekommen. Sein neues Herz lebt, es schlägt regelmäßig. Nach all seinen Befürchtungen und Bedenken *vor* dem Herzeingriff fühlt er sich erleichtert, *nach* dem Eingriff und mit einem fremden Herzen in der Brust, noch „er selbst zu sein". Allerdings können vorübergehend psychische und kognitive Störungen auftreten, etwa Ängste und Halluzinationen, aber auch Depressionen, Desorientierungen, Delirien und andere Störungen der Hirnfunktion. Wie manchmal auch nach Bypass- und anderen Herzoperationen können diese Störungen stundenlang, ja sogar tagelang andauern (14). Die Ärzte sprechen von Durchgangssyndromen (4).
Da das transplantierte Herz keine Nervenverbindungen zum Gehirn und zum vegetativen Nervensystem hat, kann es auch nicht direkt von Hirn und Psyche über das Nervensystem beeinflusst werden, auch nicht emotional. Ängste und andere Gefühle können somit nicht auf das geschenkte Herz einwirken; es kann also nicht mehr „vor Schreck stillstehen" oder „vor Freude hüpfen" und „höher schlagen", wie der Volksmund sagt. Kurz, das neue Herz hat nichts, aber auch gar nichts gemein mit dem symbolisch bzw. metaphorisch besungenen Herzen

der Dichter und Liedermacher; das transplantierte Herz ist eine seelenlose Biomaschine, eine *machina carnis* (18), die – im Prinzip – auch durch ein Kunstherz ersetzt werden könnte. Wie wir sahen, kann sich allerdings auch das gespendete Herz bemerkbar machen und dann, aufgrund einer Bedeutungszuweisung, zumeist große Besorgnis und Angst hervorrufen, insbesondere die Furcht vor einer „Abstoßung".

Die Herz-Hirn-Verbindung

Wie wir sahen, sind im transplantierten Herz alle Verbindungen – alle Nerven – zwischen dem Herz und dem Zentralnervensystem (Gehirn und Rückenmark) ein für alle Mal durchtrennt. Das Herz ist damit „denerviert", es unterliegt nicht mehr dem Einfluss der Nerven. Somit kann es auch nicht mehr *direkt* vom Gehirn beeinflusst werden. Und dennoch schlägt es automatisch weiter, da es einen eigenen, aus spezialisierten Herzmuskelzellen gebildeten „Schrittmacher" besitzt, der ihm automatisch den Takt angibt. Auch bei körperlicher oder geistiger Ruhe schlägt das (denervierte) fremde Herz ungefähr 100-mal pro Minute, nicht etwa 60- bis 80-mal, wie das (innervierte) eigene Herz. Dieses wird durch das Gehirn nämlich etwas ausgebremst, und zwar mittels eines Hirnnerven namens „Vagus". Dessen Einfluss senkt die Frequenz der Herzschläge, also den Puls. Ist der Vagusnerv durchtrennt (wie im transplantierten Herzen), so muss zwangsläufig der Puls höher sein als in einem Herz mit einem intakten „Draht“ zum Gehirn.

Der Vagus beeinflusst aber nicht nur das Herz. Vielmehr „vagabundiert“ er überall herum und versorgt (innerviert) mit seinen zahlreichen Nervenfasern die meisten inneren Organe, insbesondere die Eingeweide. Besonders groß ist sein Einfluss im Schlaf oder beim Meditieren, aber auch bei gut trainierten Sportlern in Ruhephasen. Das ist übrigens auch der Grund, warum sportlich Aktive einen deutlich niedrigeren Ruhe-Puls haben als Männer und Frauen, die sich in ihrem Leben nur wenig bewegen (21). Offensichtlich kann die neuronale Aktivität im Vagus durch körperliches Training verstärkt werden, genauso wie durch Meditation (s. Kap. 6, S. 119). Nimmt die Aktivität des Vagus ab, so steigt der Puls, damit aber auch der Sauerstoffverbrauch des Herzens.

Der Vagusnerv ist die Hauptverbindung vom Gehirn zum Herz. Er gehört zum Parasympathikus, einem Teil des – unbewusst arbeitenden – autonomen Nervensystems. Sein „Gegenspieler“ ist der Sympathikus. Dieser Zweig des autonomen (vegetativen) Nervensystems entspringt im Rückenmark. Seine neuronale Aktivität wird – genauso wie die des Vagusnervs – vom Gehirn gesteuert und insbesondere von Regionen beeinflusst, die für emotionale Reaktionen zuständig sind, so zum Beispiel vom Mandelkern, einem kirschkerngroßen, etwas unterhalb der Hirnrinde in der Tiefe des Schläfenlappens gelegenen Hirnkern (19; s. Abb. 1.1, S. 10). Die Nervenfasern des Sympathikus treiben unbewusst und ohne

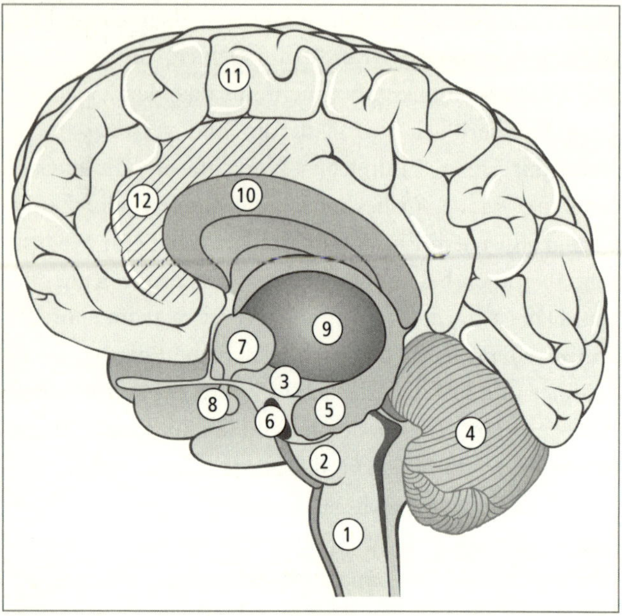

Abb. 1.1 Darstellung des Gehirns (schematisch) (aus 19). 1 = verlängertes Rückenmark (Medulla oblongata; von hier entspringt der Nervus vagus, die Hauptverbindung vom Gehirn zum Herz); 2 = Brücke (Pons); 3 = Mittelhirn; 4 = Kleinhirn; 5 = Hippocampus; 6 = Mandelkern (Amygdala, eine unter der Hirnrinde im Schläfenlappen gelegene Ansammlung von zahlreichen Nervenzellen bzw. Neuronen); 7 = Hypothalamus; 8 = Hirnanhangsdrüse (Hypophyse); 9 = Thalamus (Teil des Zwischenhirns); 10 = Balken (Corpus callosum); 11 = Großhirn mit ACC; 12 (schraffiert) = anteriorer Gyrus cinguli. ACC, Amygdala und Hippocampus gehören zum limbischen System, das über unsere Emotionen Regie führt.

Zutun unseres Willens das Herz zu mehr Leistung an. Sie lassen automatisch den Puls steigen, wenn wir uns körperlich anstrengen, aber auch in Situationen, die uns in „Stress“ versetzen. Nachts, überhaupt bei körperlicher und geistiger Ruhe, ist ihr Einfluss gering, die (neuronale) Aktivität niedrig.

Schon vor über vier Millionen Jahren war das sympathische Nervensystem für unsere Vorfahren überlebenswichtig. Diese Hominiden lebten als Jäger und Sammler in der afrikanischen Savanne. Wurden sie von einem Raubtier angegriffen, mussten sie so schnell wie möglich davonrennen – reflexartig, schon bevor sie die Angst spürten. Der Sympathikus brachte ihren Körper in Hochform. Atmung und Herzschlag beschleunigten sich, um die optimale Versorgung der Muskeln mit Nährstoffen und Sauerstoff zu gewährleisten. Ohne die Wirkung des Sympathikus, ohne „Adrenalinstoß“, hätten unsere Vorfahren nicht überlebt – es gäbe uns nicht. Kurz: Die „Angst- und Fluchtreaktion“, um die es hier geht, ist ein Produkt der Evolution, unser biologisches Erbe. Der Sympathikus reagiert ohne unser Wissen ganz unwillkürlich auf Bedrohungen und andere Stressoren mit einer Erhöhung des Pulses und der Kraft der Blutpumpe. Sind aber die Gefahr und der Stress passé, so beruhigt sich das Herz. Der Parasympathikus übernimmt die Regie. Seine Aktivierung führt zu einer ruhigen Erholungslage im Organismus, indem er die Leistung drosselt und Sauerstoffverbrauch, Blutdruck sowie Herzaktivität absenkt.

Stress wurde ursprünglich von Hans Selye (1907–1982), dem Entdecker des Stressparadigmas, als – leistungssteigernde – Anpassung an körperliche oder psychische Belastungen verstanden, die durch verschiedene Stressoren hervorgerufen werden können. Letztere werden heutzutage jedoch als „Stress“ bezeichnet, die Stressfolgen hingegen als „Stressreaktion“.

Stress wird durch große körperliche Anstrengungen wie auch durch einschneidende Erlebnisse verursacht, insbesondere durch Erkrankungen und chirurgische Eingriffe, aber auch durch Furcht und Schmerz sowie durch ungünstige Umweltbedingungen, etwa Überforderung, Lärm oder Mobbing am Arbeitsplatz und andere psychosoziale Belastungen. Die Menschen unserer Zeit können in einer für sie bedrohlichen Situation meistens nicht einfach davonrennen. Dennoch reagiert ihr Körper bei Stress mit einer Angst- und Fluchtreaktion, verbunden mit einer Aktivierung des sympathischen Nervensystems und der Ausschüttung von Stresshormonen. Infolgedessen steigen Puls und Blutdruck.

Seelischer Stress kann sogar lebensgefährliche Herzrhythmusstörungen hervorrufen, so der berühmte Kardiologe und Friedensnobelpreisträger Bernard Lown, der Erfinder des Kardio-Defibrillators (10). In den 70er Jahren des letzten Jahrhunderts untersuchte er eine Gruppe von 117 Patienten, die nach einem Herzstillstand wiederbelebt worden waren oder beinah tödlich verlaufende Herzrhythmusstörungen überstanden hatten. Etwa ein Fünftel der Herzpatienten hatte in den

24 Stunden vor der Herzattacke akuten seelischen „Stress“, zum Beispiel zwischenmenschliche Konflikte, Demütigungen, schmerzliche Verluste oder geschäftliches Versagen und Kündigungen. Dabei waren hilfloser Ärger und Furcht die vorherrschenden Affekte (16). Solche Gemütserregungen entstehen nicht im Herz (wie Aristoteles glaubte), sondern in der Psyche bzw. im Gehirn, wie wir heute wissen. Die emotionale Erregung überträgt sich allerdings auf das Herz, und dabei spielt der Sympathikus die Hauptrolle, wie der Kardiologe schon vor Jahren zu Recht vermutete. Zuvor hatte er nämlich in Versuchen an Tieren herausgefunden, dass eine Erregung der zum Herzen führenden Fasern des Sympathikus eine zumeist tödliche Herzrhythmusstörung hervorrufen konnte, das berüchtigte Herzkammerflimmern (9). Vor solchen stressbedingten Herzrhythmusstörungen schützt eine pharmakologische Blockierung der Wirkung sympathischer Nerven durch so genannte Sympathikolytika, besser bekannt als Betablocker. In ähnlicher Weise wirkt eine verstärkte Aktivität im Vagus bzw. Parasympathikus. Allerdings ist bei Ärger mit potenziell tödlichen (ventrikulären) Arrhythmien nicht nur der „Tonus“ des Sympathikus erhöht, sondern gleichzeitig ist der (parasympathische) Vagus gehemmt (8, 22). Das parasympathische und das sympathische Nervensystem beeinflussen sich also gegenseitig: Eine Aktivitätserhöhung im Sympathikus geht gewöhnlich mit einer verringerten Aktivität im parasympathischen Nervensystem einher – und umgekehrt.

Psychokardiologie – die Psychosomatik des Herzens

Seit langem wissen die Ärzte, dass emotional gesteuerte nervöse Erregung fast jeden Teil des menschlichen Körpers beeinflussen kann, insbesondere Herz und Kreislauf. Vor beinahe 400 Jahren schrieb William Harvey (1578–1657), der Entdecker des Blutkreislaufs (zit. nach 10, S. 26):

„Jede Gemütserregung, die entweder von Schmerz oder Lust, Hoffnung oder Furcht begleitet wird, ist die Ursache einer Erregung, deren Einfluss sich bis auf das Herz erstreckt." (2)

Wie sehr die Seele die Herztätigkeit zu beeinflussen vermag, wusste man freilich schon in der Antike. Bemerkenswert ist eine anrührende Legende, die aus dem dritten vorchristlichen Jahrhundert stammt:

Es geschah, dass der syrische Königssohn Antiochus schwer erkrankte. Niemand konnte ihm helfen. Da ließ der alte König den Griechen Erasistratos rufen, einen der bedeutendsten Ärzte seiner Zeit. Als er den Kronprinz untersuchte, betrat unversehens Stratonike, die junge Gemahlin des Königs, das Gemach. Da erkannte der Arzt am schnellen Puls seines Patienten, dass offenbar kein körperliches Leiden, sondern die unerfüllte Liebe zu seiner schönen, für ihn aber unerreichbaren Stiefmutter die Ursache des Herzrasens, der Erkrankung seines Herzens war. Auf Anraten des Arztes verzichtete der König auf seine Gemahlin, und sein

Sohn wurde wieder gesund. Marcel Reich-Ranicki meint dazu:

„Erasistratos, der also bestimmte Herzleiden zu heilen vermochte, war natürlich kein Kardiologe, vielmehr ein Arzt, der sich vor allem auf die psychischen Ursachen der Erkrankungen verstand."(17, S. 236)

Seitdem sind über 2000 Jahre vergangen. Heute ist die Psychosomatik des Herzens – die Psychokardiologie – als medizinische Disziplin fest etabliert, und wir verstehen immer besser, wie sehr die Psyche auf das Herz einwirkt und was dabei im Gehirn passiert. So wissen wir zum Beispiel viel Neues über die „Krankheit des gebrochenen Herzens" (Broken-Heart-Syndrom), eine durch psychischen Stress und Stresshormone bedingte Herzschwäche (s. Kap. 4), aber auch über die enge Beziehung zwischen Herzschwäche und Depression (s. Kap. 7) oder die heute umfangreich erforschten bidirektionalen Zusammenhänge zwischen Depression und Koronarer Herzkrankheit. Die neuen Erkenntnisse sind von großer Bedeutung angesichts der Tatsache, dass in unserer Gesellschaft die Depression und die Koronare Herzkrankheit zu den führenden Ursachen krankheitsbedingter Beeinträchtigungen gehören (5). Bekanntermaßen sind Depressionen und das Burn-out-Syndrom oft durch psychischen Stress (mit)bedingt. Weiterhin bewirkt Stress eine Erhöhung des Aktivitätsniveaus, des „Tonus" im sympathischen Nervensystem, der nicht nur den Puls erhöht, sondern auch den Blutdruck, wie wir gesehen haben (s. S. 12). Deshalb ist chronischer Stress nicht selten eine

Ursache von Bluthochdruck (s. Kap. 6), der im Laufe der Zeit fast unweigerlich zur Herzschwäche (Herzinsuffizienz) führt. Der hohe Druck überlastet nämlich das Herz und begünstigt zudem die Entstehung einer Arteriosklerose, insbesondere die „Verkalkung" der Herzkranzgefäße (15).

Chronischer psychosozialer Stress kann also herzkrank machen (20). Beispielhaft ist das schon erwähnte Broken-Heart-Syndrom, das auch als „Stress-Kardiomyopathie" bezeichnet wird. Ließe sich diese Herzkrankheit aber nicht *auch* sinnbildlich verstehen, nämlich als Ausdruck von Herzensproblemen, als Symbol eines „gebrochenen Herzens", einer verwundeten Seele? Und wäre eine solche Deutung heute (noch) akzeptabel?

Den Dichtern werde das Wissen um die geheimnisvolle Einheit des biologischen und des sinnbildlichen Herzens wohl nicht verloren gehen, schreibt Frank Nager in seinem Buch *„Das Herz als Symbol"* (12). Er verweist auf Thomas Mann: Im *„Zauberberg"* darf der Romanheld bei der Thoraxdurchleuchtung seines Vetters Joachim Ziemßen zuschauen. Hans Castorps

„Aufmerksamkeit war in Anspruch genommen von etwas Sackartigem, ungestalt Tierischem, dunkel hinter dem Mittelstamme Sichtbarem, und zwar größtenteils zur Rechten, vom Beschauer aus gesehen – das sich gleichmäßig ausdehnte und wieder zusammenzog, ein wenig nach Art einer rudernden Qualle. (...) Großer Gott, es war das Herz, Joachims Ehrliebendes Herz, was Hans Castorp sah!" (11, S. 180)

Anscheinend war es vor allem das – metaphorisch – „Ehrliebende Herz“ des Vetters, das der Romanheld interessiert bestaunte, weniger das biologische Herz, unser rhythmisch pulsierendes zentrales Organ des Kreislaufs, von dem im nächsten Kapitel die Rede sein wird.

Literatur

1 Bächthold-Stäubli H (Hrsg) (2000). Handwörterbuch des deutschen Aberglaubens. Bd. 3. Berlin, Leipzig: de Gruyter.

2 Harvey W (1628). Die Bewegung des Herzens und des Blutes. Leipzig: J.A. Barth 1910.

3 Hauff W (2003). Sämtliche Märchen. Eggolsheim-Bammersdorf: Dörfler.

4 Herrmann-Lingen C (2008). Herzinsuffizienz und Herztransplantation. In: Herrmann-Lingen C, Albus C, Titscher G (Hrsg). Psychokardiologie. Ein Praxisleitfaden für Ärzte und Psychologen. Köln: Deutscher Ärzte-Verlag; 160–76.

5 Herrmann-Lingen C, Albus C, Titscher G (2008). Psychokardiologie: Psychosomatik im Herzen der Medizin. In: Herrmann-Lingen C, Albus C, Titscher G (Hrsg). Psychokardiologie. Ein Praxisleitfaden für Ärzte und Psychologen. Köln: Deutscher Ärzte-Verlag; 1–4.

6 Kant I (1988). Von dem Hang zum Bösen. In: Werke in 12 Bänden, Bd. VIII. Schriften zur Ethik und Religionsphilosophie 2. Theorie-Werkausgabe. Frankfurt a. M., Wiesbaden: Suhrkamp Verlag, Insel-Verlag 1956.

7 Kempits P (2008). Ethische Fragestellungen in der Psychokardiologie. In: Herrmann-Lingen C, Albus C, Titscher G (Hrsg.). Psychokardiologie. Ein Praxisleitfaden für Ärzte und Psychologen. Köln: Deutscher Ärzte-Verlag; 55–62.

8 Lampert R (2010). Anger and ventricular arrhythmias. Curr Opin Cardiol; 25(1): 46–52.

9 Lown B (1979). Sudden cardiac death: the major challenge confronting contemporary cardiology. Am J Cardiol; 43(2): 313–28.
10 Lown B (2004). Die verlorene Kunst des Heilens. Anstiftung zum Umdenken. 2. Aufl. Stuttgart, New York: Schattauer.
11 Mann T (1952). Der Zauberberg, ein Roman. Bd. 1. Frankfurt a. M.: Fischer Taschenbuch.
12 Nager F (1993). Das Herz als Symbol. Basel: Editiones Roche.
13 Nancy JL (2000). Der Eindringling/L'Intrus. Das fremde Herz. Berlin: Merve Verlag.
14 Newman MF, Kirchner JL, Phillips-Bute B, Gaver V, Grocott H, Jones RH, Mark DB, Reves JG, Blumenthal JA; Neurological Outcome Research Group and the Cardiothoracic Anesthesiology Research Endeavors Investigators (2001). Longitudinal assessment of neurocognitive function after coronary-artery bypass surgery. N Engl J Med; 344(6): 395–402.
15 Opie LH (2011). Living Longer, Living Better. Exploring the Heart-Mind Connection. Oxford, New York: Oxford University Press Inc.
16 Reich P, DeSilva RA, Lown B, Murawski BJ (1981). Acute psychological disturbances preceding life-threatening ventricular arrhythmias. JAMA; 246(3): 233–5.
17 Reich-Ranicki M (1988). Das Herz – Der Joker in der Deutschen Dichtung. In: Selbmann R (Hrsg). Das Insel-Buch vom Herzen. Frankfurt a. M.: Insel Verlag; 283–97.
18 Rüegg JC (1998). Machina carnis. B.I.F. Futura; 13(4): 248–55.
19 Rüegg JC (2010). Mind & Body. Wie unser Gehirn die Gesundheit beeinflusst. Stuttgart: Schattauer.
20 Schaefer H (1990). Das Prinzip Psychosomatik. Heidelberg: Verlag für Medizin Dr. Ewald Fischer.
21 Schmidt RF (1994). Medizinische Biologie des Menschen. Eine Einführung für Gesunde und Kranke. München: Piper.
22 Taggart P, Critchley H, Lambiase PD (2011). Heart-brain interactions in cardiac arrhythmia. Heart 97: 698–708.

2 Zur Biologie des Herzens

Eine Tour d'Horizon

Plötzlich bleibt das Herz stehen. Schon nach 8–12 Sekunden kommt es zur Bewusstlosigkeit; irreversibel geschädigt ist das Gehirn aber erst nach 8–10 Minuten. Davor kann die „Reanimation“ durch Herzdruckmassage lebensrettend sein. Der Helfer muss dabei mindestens 100-mal pro Minute kräftig auf die Brust drücken – und zwar etwa in der Mitte des Brustkorbs, wo sich das Brustbein befindet. Das Herz liegt genau darunter, also zwischen Brustbein und Wirbelsäule; rechts und links davon befinden sich die Lungen, darunter das Zwerchfell. Stellen wir uns vereinfachend unser Herz als rechtwinkliges Dreieck vor: Zwei der Eckpunkte befinden sich etwas rechts von Brustbein, die dritte Ecke entspricht der Herzspitze, die etwas unterhalb der linken Brustwarze liegt. Ein gesundes Herz ist ungefähr so groß wie eine Männerfaust und wiegt (beim Mann) durchschnittlich etwa 300 Gramm. Wird es jedoch – zum Beispiel bei Bluthochdruck – jahrelang stark belastet, so wird es größer und schwerer, es kommt zur Hypertrophie, weil die Herzmuskulatur an Masse zunimmt. Ein Patient mit Herzhypertrophie hat jedoch nicht nur ein vergrößertes Herz (wie ein Sportler), sondern ein Herz, das in seinen zellulären und molekularen Strukturen umgebaut ist – oftmals krankhaft. Diese pathologischen Veränderungen können im Laufe der Zeit sogar zur Herzschwäche (Herzinsuffizienz) und letztlich zum Herzversagen führen.[1]

Der Blutkreislauf – eine Entdeckungsgeschichte

In Abbildung 2.1 sehen wir die wohl erste zeichnerische Darstellung eines hypertrophen Herzens. Sie stammt von Leonardo da Vinci (1452–1519). Er war ein wirkliches Universalgenie, dem die medizinische Forschung vermutlich noch mehr bedeutete als seine Kunst. Schon vor über 500 Jahren hatte er heimlich mehr als 30 Leichen seziert und sich auch mit dem Herzen des Menschen beschäftigt. Er wusste bereits, dass das Herz ein Hohlmuskel ist und aus vier Hohlräumen besteht, nämlich zwei Vorhöfen und zwei Kammern – und nicht aus zwei, wie man während Jahrhunderten seit Galen (129–199) angenommen hatte. Der in Alexandria und Rom tätige griechische Arzt hatte gelehrt, dass die Nahrung in der Leber zu Blut verarbeitet würde, dass ein Teil des Blutes in die rechte Herzkammer fließe und von da durch geheimnisvolle Poren in der Herzscheidewand in die linke Kammer und von dort schließlich in den Organismus

---

[1] Für tiefergehende Ausführungen zur Physiologie, Pathophysiologie und Klinik von Herz und Kreislauf vgl. Piper (11) sowie Albus (1).

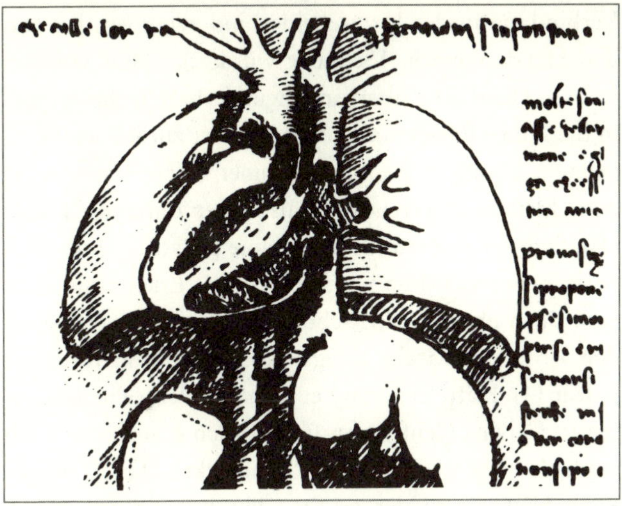

Abb. 2.1 Ein hypertrophes Herz, dargestellt von Leonardo da Vinci. Ansicht von hinten. Man beachte die Verdickung der Scheidewand zwischen rechter und linker Herzkammer. – Vermutlich litt die von Leonardo sezierte Person an Bluthochdruck (10).

gelange. Er vertrat auch die Ansicht, dass ein Teil des Blutes aus dem Herzen in die Lunge ströme, um sich dort abzukühlen, während aus den Lungen Luft und „Lebensgeister“ ins Herz gelangten (13).

Galens Lehre war mehr als 1 000 Jahre lang ein Dogma. Doch die von ihm beschriebenen Poren konnten nicht gefunden werden, auch nicht von dem bekannten flämischen Arzt und Anatom Andreas Vesalius (1514–1564). Und der spanische Arzt und Theologe Michael Servetus (1511–1553) schrieb, es bestehe überhaupt keine poröse

Verbindung in der Herzscheidewand zwischen den beiden Herzkammern. Vielmehr würde das Blut von der rechten Herzhälfte über eine „wunderbare Rohrleitung" in die Lunge fließen und von da wieder zurück ins Herz, genauer gesagt: in die linke Kammer. Kurz: Er entdeckte den „kleinen Blutkreislauf", also jenen durch die Lunge (10, S. 2–5). Servetus verbarg seine provozierende, dem herrschenden Dogma widersprechende Erkenntnis in einem Buch über theologische Fragen, mit dem er jedoch den Zorn der Kirche erregte und zum Tode verurteilt wurde (4). Hätte er – wäre er nicht auf dem Scheiterhaufen in Calvins Genf verbrannt worden – vielleicht auch noch den „großen Kreislauf" entdeckt? Diese Entdekkung blieb einem der größten Physiologen der frühen Neuzeit vorbehalten, dem englischen Arzt William Harvey (1578–1652). Sie wurde 1628 in dessen Buch *„Die Bewegung des Herzens und des Blutes"* veröffentlicht.[2]

Harveys Erkenntnisse wurden jedoch nur sehr langsam wissenschaftliches Allgemeingut und anerkannt im Volk. Noch fast 200 Jahre später, im Jahr 1808, schrieb Philipp von Walter, Professor der Chirurgie und Physiologie in Landshut und Bonn, vom „Kreisigen" im Blut: „Das Herz ist nicht der Punkt des Entstehens der organischen Kreislaufbewegung, sondern nur der Punkt ihres Refle-

---

[2] Harvey (5), vgl. Schultz (13); s. auch www.fordham.edu/halsall/mod/1628harvey-blood.html.

xes" (2). Der Irrtum eines damals berühmten Arztes erscheint uns heute merkwürdig, angesichts all der experimentell erbrachten Beweise Harveys. Dessen Entdeckung des Blutkreislaufs schildert der Schweizer Medizinhistoriker Henry Sigerist (1891–1957) mit eindrücklichen Worten:

„Was hat er denn behauptet? Nimmt man das entblößte schlagende Herz eines Tieres in die Hand, so fühlt man, wie es sich zusammenzieht und hart wird. Dieses Zusammenziehen des Herzens, die Systole, ist der aktive Teil der Herzbewegung. Bei dieser Systole wird das Blut in die große Schlagader geschleudert. Wie viel Blut? (…) Harvey schätzt diese Blutmenge auf 2 Unzen. Bei 72 Herzschlägen pro Minute macht dies in der Stunde 8 640 Unzen [etwa 250 Liter]. Das ist das Dreifache des Körpergewichtes. Woher kommt diese ungeheure Blutmenge? (…) Wohin fließt dieses Blut? In die Gewebe, um dort zu versickern? (…) Das ist unmöglich. Also gibt es gar keine andere Möglichkeit, als daß das Blut aus den Arterien wieder zum Herzen zurückfließt. Und es gibt keinen andern Weg dafür als den Weg durch die Venen." (14, S. 119f)

Nun war nur noch zu beweisen, dass der Blutstrom in den Venen nur eine Richtung hat, und zwar die zentripetale Richtung, die zurück zum Herzen führt. Durch einfache Handgriffe, etwa durch das bloße Auflegen der Finger auf die oberflächlichen Venen des menschlichen Arms, konnte Harvey zeigen, dass die Venenklappen in der Tat so angeordnet sind, dass sie ein Fließen des Blutes in zentrifugaler Richtung unmöglich machen (Abb. 2.2). Mit diesem Experiment am Menschen war der Kreis geschlossen und der Blutkreislauf entdeckt. Harvey schrieb:

„Aus dem rechten Vorhof fließt das Blut in die rechte Herzkammer. Von dort gelangt es über die Lungen in den linken Vorhof und von da zur linken Herzkammer und in die Hauptschlagader (Aorta); und dann durch die Arterien in den gesamten Organismus und durch

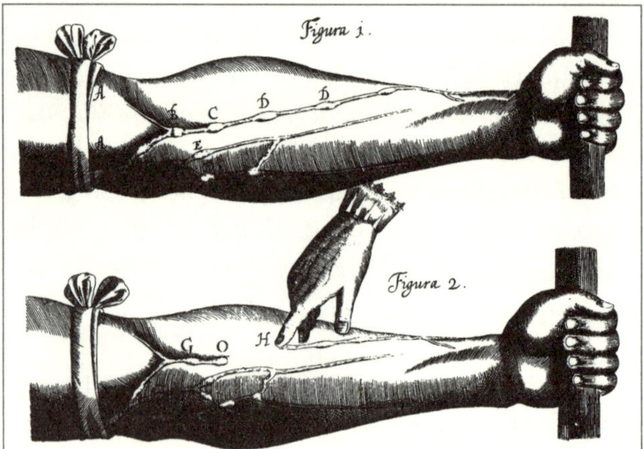

Abb. 2.2 Harveys Venenbild. Durch das Auflegen eines Fingers auf die oberflächlichen Venen des Armes konnte Harvey zeigen, dass die Venenklappen so angeordnet sind, dass sie das Blut zum Herzen hin strömen lassen, aber ein Fließen in umgekehrter Richtung unmöglich machen (14).

Lücken der Gewebe in die Venen und durch diese wieder zurück ins Herz, in den rechten Vorhof."[3]
Wie also schon Harvey wusste, besteht unser Herz aus zwei Hälften, und jede Hälfte umfasst einen Vorhof (Atrium) und eine Kammer (Abb. 2.3, S. 26). Die linke Herzhälfte versorgt den Körper-, die rechte den Lungenkreislauf; in den Lungen wird das „verbrauchte", sauerstoffarme Blut mit Sauerstoff angereichert, sozusagen „aufgefrischt", bevor es durch die Lungenvenen wieder zum Herzen zurückfließt (Abb. 2.4, S. 27).
Harvey hatte die Pumpleistung des Herzens auf etwa 250 Liter pro Stunde geschätzt. Das entspricht ungefähr der Blutmenge, die auch nach heutiger Kenntnis vom gesunden menschlichen Herzen bei körperlicher Ruhe stündlich „umgewälzt" wird, und zwar von beiden Herzkammern. Nehmen wir einmal an, die rechte Herzkammer enthalte in erschlafftem, gefülltem Zustand – in der Diastole – 140 ml Blut. Wenn sie sich in der Systole zusammenzieht, wird etwas mehr als die Hälfte davon in die Lungenarterien ausgeworfen und in die Lungen gepumpt. Bei 70 Schlägen in der Minute wären das gut 5 Liter. Das ist etwa die gesamte im Körper vorhandene

[3] Harvey (1628), zitiert nach Opie (10, S. 5); die Übersetzung stammt vom Autor. – Mit den Gewebslücken meinte Harvey wohl die später von Marcello Malpighi (1628–1694) beschriebenen feinen Haargefäße, die so genannten Blutkapillaren, deren Entdeckung erst durch die damals noch neue Technik des Mikroskopierens ermöglicht wurde.

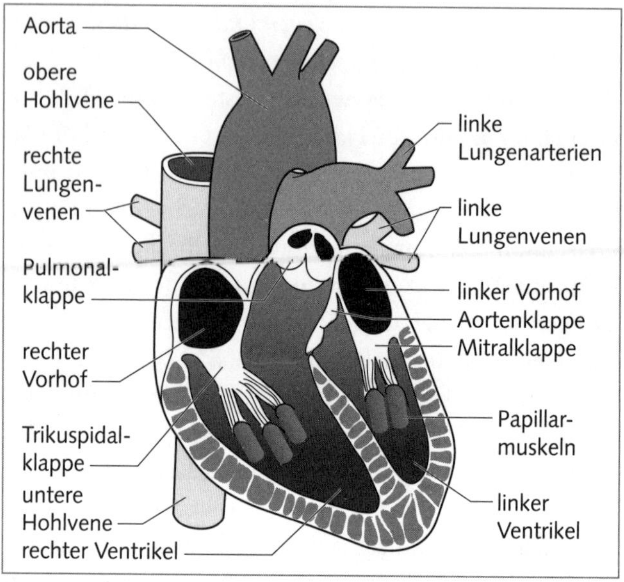

Abb. 2.3 Querschnitt durch das Herz; Blick auf die hintere Hälfte (mod. nach 1 bzw. 11). Zwischen Vorhöfen und Herzkammern (Ventrikel) befinden sich die Segelklappen (Mitral- bzw. Trikuspidalklappe), die zu Beginn der Kontraktionsphase (Systole) durch die Papillarmuskeln vorgespannt werden.

Blutmenge, und genau diese Menge muss auch in jeder Minute vom linken Herzen aufgenommen und in den großen Kreislauf gepumpt werden. Sonst gäbe es ein Problem: Eine ungenügende Pumpleistung der linken Herzkammer – etwa nach einem Herzinfarkt – bewirkt nämlich, dass das rechte Herz mehr Blut in den Lungenkreislauf schafft, als das linke Herz annehmen kann. In-

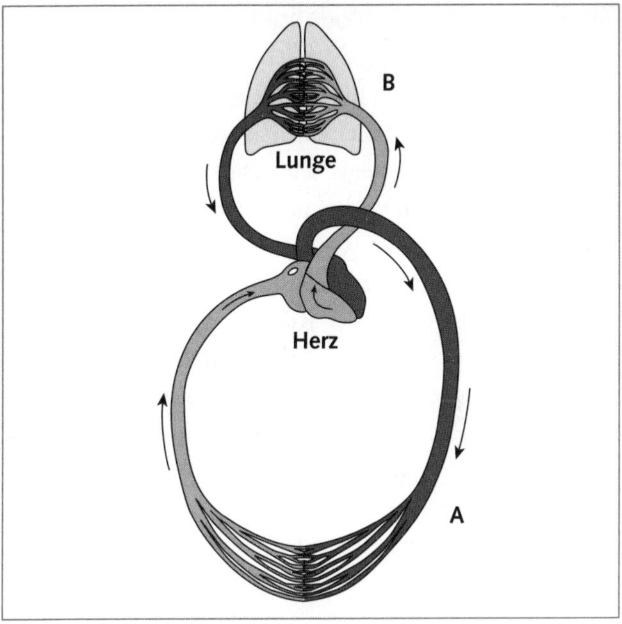

Abb. 2.4 Schema des Herz-Kreislauf-Systems (mod. nach 8). A. Körperkreislauf; B. Lungenkreislauf. Hell: sauerstoffarmes, CO_2-reiches Blut, das von der rechten Herzhälfte aufgenommen und in die Lunge gepumpt wird. Dunkel: mit Sauerstoff gesättigtes Blut, das durch die Lungenvenen in die linke Herzhälfte gelangt und von der linken Herzkammer in den Körperkreislauf gepumpt wird.

folgedessen staut sich dann das Blut in der Lunge, während der Körperkreislauf unter Blutmangel leidet. Und falls bei einem solchen Lungenstau Blutflüssigkeit in die Lungenbläschen übertritt, kommt es sogar zum Lungenödem (vgl. 12).

Die Funktion der Herzklappen

Aber nicht nur Herzschwäche, auch Herzklappenfehler (Herzvitien) können die Ursache einer ungenügenden Pumpleistung des Herzens sein. Die vier Herzklappen – jeweils eine zwischen Vorhof und Kammer und eine an der Ausflussbahn – wirken wie Rückschlagventile, sie geben den Durchfluss nur in einer Richtung frei. Abbildung 2.5 illustriert die Funktion der Klappen im erschlafften Zustand des Herzens (Diastole, linkes Bild) und beim Zusammenziehen des Herzens (Systole, rechtes Bild). Fließt in der Diastole das Blut vom linken Vorhof in die linke Herzkammer, so wird dadurch die Segelklappe zwischen Vorhof und Kammer geöffnet. Die Taschenklappe zwischen Kammer und Hauptschlagader (Aorta) bleibt hingegen verschlossen und verhindert, dass das Blut während der Diastole aus der Aorta in die Kammer zurückfließt, wenn dort kein Druck vorhanden ist. In der Systole schleudert die linke Kammer Blut durch die nun geöffnete Taschenklappe in die Aorta, wobei sich die Segelklappe verschließt und verhindert, dass Blut in den Vorhof zurückfließt. Wenn jedoch diese Klappe unvollkommen schließt (etwa infolge entzündlicher Veränderungen), strömt das Blut während der Systole nicht nur in die Aorta, sondern auch in den Vorhof und die Lungenvenen zurück. Dementsprechend verringert sich das vom Herzen in die Aorta ausgeworfene Blutvolumen und damit die Pumpleistung.

Von einer „Herzklappeninsuffizienz“ können aber nicht nur die Segelklappen, sondern auch die Taschenklappen

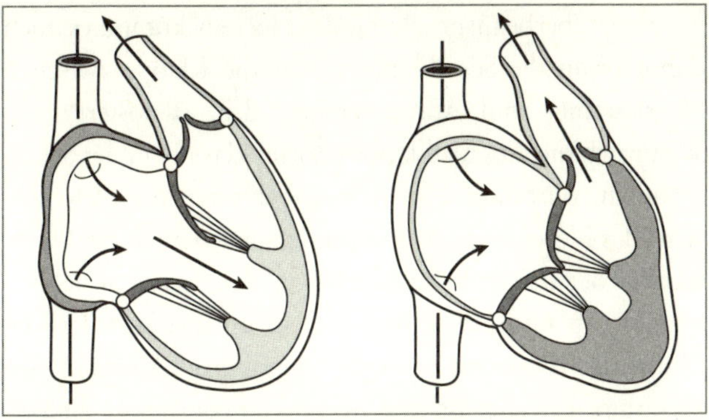

Abb. 2.5 Verformung des (rechten) Herzens beim Erschlaffen (Diastole, links) und Zusammenziehen (Systole, rechts) (mod. nach 8). Notabene: Während der Diastole sind die Segelklappen geöffnet, die Taschenklappen zu. Während der Systole (Austreibungsphase) sind, umgekehrt, die Taschenklappen geöffnet und die Segelklappen zwischen Herzvorhof und Kammer zu. Die Pfeile zeigen die Richtung der Blutströme.

betroffen sein. Sind sie undicht, funktionieren sie als Rückschlagventil nicht mehr richtig. Dies bedeutet, dass nach Erschlaffen der Herzmuskulatur – während der Diastole (wenn der Druck in der Kammer minimal ist) – ein Teil des zuvor in die Hauptschlagader ausgeworfenen Blutes wieder durch die Taschenklappe (Aortenklappe) in die linke Kammer zurückfließt. Auch in diesem Fall verringert sich das mit jedem Herzschlag gepumpte Blutvolumen. Die Pumpleistung ist somit reduziert – es sei denn, das linke Herz fördert auch bei körperlicher Ruhe deutlich mehr Blut, nämlich die normale plus die zurückfließende Menge (12). Dadurch wird das Herz allerdings andauernd überlastet.

Zu einer Überbeanspruchung des Herzens kommt es auch dann, wenn die Segelklappen oder die Klappe zwischen Herzkammer und Aorta verengt, d.h. stenosiert sind. Wenn sich die Taschenklappe (Aortenklappe) in der Systole nur unvollständig öffnen lässt, behindert dies den Auswurf des Blutes in die Aorta. Infolgedessen muss der Hohlmuskel der linken Herzkammer in der Systole erheblich mehr Kraft und Druck aufwenden, um die erforderliche Blutmenge durch die verengte (stenosierte) Aortenklappe zu pumpen. Daher ist eine Aortenklappenstenose eine erhebliche Belastung für die betroffenen Patienten, auch psychisch (6). Sie leiden bei jeder größeren Anstrengung unter Atemnot und Herzschmerzen, oft sogar unter kurzzeitiger Bewusstlosigkeit (Synkope). Solche Herzklappenfehler werden chirurgisch behandelt. Ist aber die Herzklappe durch entzündliche Prozesse bereits dermaßen zerstört, dass eine „Reparatur“ unmöglich ist, sollte sie durch eine künstliche Klappe ersetzt werden. Leider müssen die Patienten nach dem Herzeingriff lebenslang blutverdünnende Medikamente (so genannte Antikoagulantien wie beispielsweise Marcumar®) einnehmen (3). Immerhin ist dann das Herz entlastet, es muss weniger Druck produzieren.

Wie das Herz den Blutdruck macht

Gegen Ende der Diastole ist der Druck in der prall gefüllten linken Herzkammer noch gering, man spricht vom „enddiastolischen Füllungsdruck“. Doch gleich zu

Beginn der Systole spannt sich die Muskulatur der Kammer kräftig an und erzeugt so im Hohlraum mehr und mehr Druck. Solange aber Segel- und Taschenklappen verschlossen sind, kann das Blut nicht aus der Kammer entweichen; das Blutvolumen in der Herzkammer bleibt somit zunächst konstant. Erst etwas später, wenn der Druck in der Kammer den in der Aorta übersteigt, kann sich die Aortenklappe öffnen. Jetzt zieht sich die Herzkammer zusammen und presst eine bestimmte Menge Blut – das so genannte Schlagvolumen (etwa 70–90 ml) – in die Hauptschlagader (Aorta). Sie wird dadurch prall gefüllt, gleichsam „aufgepumpt" – etwa so wie ein Fahrradschlauch durch die Kolbenbewegung einer Fahrradpumpe, sagt der Würzburger Physiologe Robert Schmidt (12). Der Druck im elastisch gedehnten Schlauch der Hauptschlagader wird somit immer größer und erreicht schließlich – gegen Ende der Systole – seinen Maximalwert, den systolischen Blutdruck (ca. 120 mm Hg). Doch so wie in einem hart aufgepumpten Fahrradschlauch der Druck abfällt, wenn die Luft herausströmt, nimmt eben auch der Druck in der Aorta wieder ab, wenn sich die Aortenklappe schließt und das Blut von der Aorta in den Körperkreislauf strömt. Bis gegen Ende der Diastole fällt der Druck auf ungefähr 80 mm Hg.[4] Dieser „diastolische Blutdruck" gewährleistet den kontinuierlichen

[4] Dieser entspricht etwa dem Druck, der durch das Gewicht einer 80 mm hohen Säule von Quecksilber (Hg) entsteht, das die ersten Geräte zur Bestimmung des Blutdrucks verwendeten.

Blutfluss durch die Organe – auch im Intervall zwischen den Herzschlägen. Mit jedem Herzschlag steigt der Blutdruck erneut an, um den Druckabfall in den Arterien während der Diastole wieder auszugleichen. Wir können die bis in die herzfernen Arterien fortgeleitete Druckwelle sogar spüren, wenn wir am Handgelenk den Puls fühlen.

Durch die großen herznahen Arterien fließt das Blut relativ leicht, fast ohne Widerstand. Doch durch die kleinsten, sehr engen Arterien im Körperkreislauf, die so genannten Arteriolen, muss sich das strömende Blut regelrecht hindurchzwängen. Daher fällt der Druck in den Gefäßen beträchtlich, bis das Blut die Kapillaren erreicht. Von dort gelangen Sauerstoff und Nährstoffe in die angrenzenden Zellen und das Gewebe, wo sie konsumiert werden. Dabei entstehen CO_2 (Kohlendioxid bzw. „Kohlensäure“) und zahlreiche Abbauprodukte des Zellstoffwechsels, die von den Kapillaren aufgenommen und mit dem Blutstrom in die zahlreichen kleineren Venen gelangen. Wie in den Blutkapillaren ist auch hier die Strömungsgeschwindigkeit recht gering; sie steigt erst wieder an, wenn das Blut in die größeren Venen gelangt und zum Herz zurückfließt. Das CO_2-reiche, aber sauerstoffarme „venöse“ Blut der oberen und unteren Körperhälfte wird in der oberen bzw. unteren Hohlvene gesammelt. Beide Hohlvenen münden in den rechten Vorhof. Selbst in diesen herznahen Venen ist immer noch ein deutlich messbarer Druck vorhanden, der „zentrale“ Venendruck. Er beträgt etwa 3–10 mm Hg; das reicht,

um das Blut in den rechten Vorhof fließen zu lassen, zumal das schlagende Herz wie eine Druck-Saug-Pumpe funktioniert: Während der Systole wird nämlich nicht nur Blut aus der Herzkammer in die Arterien gepumpt. Vielmehr wird auch das Blut aus den herznahen Venen in den Vorhof gesaugt, weil sich dieser verformt und so quasi einen „Unterdruck“ erzeugt (s. Abb. 2.5). Danach – während der Diastole – zieht sich der Vorhof zusammen. Das venöse Blut fließt durch die geöffneten Segelklappen und füllt die völlig erschlaffte Herzkammer, die durch den Füllungsdruck beträchtlich gedehnt wird.
Auf die so genannte diastolische Füllungsphase folgt nun wieder die Systole, die Kontraktion der Herzmuskulatur. Dabei schleudert die rechte Herzkammer etwas mehr als die Hälfte des in ihr vorhandenen Blutes durch die offene Taschenklappe in die Lungenarterien. In der Lunge werden die roten Blutkörperchen (Erythrocyten) mit Sauerstoff gesättigt, bevor sie mit dem strömenden Blut durch die Lungenvenen zurück zum Herz gelangen, genauer: zum linken Vorhof und von da zur linken Kammer. Verglichen mit der linken Herzkammer muss die rechte Kammer nur wenig Kraft und Druck entwickeln (etwa 20–25 mm Hg), da Blutdruck und Fließwiderstand im Lungenkreislauf recht niedrig sind. Das erklärt auch, warum die muskulöse Kammerwand im rechten Ventrikel so viel dünner ist als im linken, der für seine Pumparbeit sehr viel mehr Energie aufwenden muss.
Insgesamt hat die Herzmuskulatur (Myokard) einen hohen Bedarf an Sauerstoff, der mit dem Blut über ein

eigenes, „privates“ Gefäßsystem des Herzens herantransportiert werden muss. Dieses System bilden die Herzkranzgefäße. Nur die innerste, kaum millimeterdicke Wandschicht der Herzkammern kann den benötigten Sauerstoff und die Nährstoffe direkt aus dem Blut in den Herzhöhlen beziehen.

Herzkranzgefäße

Die Herzkranzgefäße bzw. Koronararterien (Abb. 2.6) verlassen die Hauptschlagader in einer Bucht, die unmittelbar über der Aortenklappe liegt. Die rechte Kranzarterie verläuft zwischen dem rechten Vorhof und der rechten Herzkammer und versorgt die rechte Herzkammer, aber auch die unteren Teile des linken Ventrikels. Die linke Kranzarterie teilt sich gleich nach Verlassen der Aorta in zwei Äste. Der eine Ast windet sich kranzförmig um die linke Herzkammer und heißt deshalb *Ramus circumflexus*. Der andere, absteigende Ast *(Ramus descendens)* verläuft vorne, in der Rinne zwischen der rechten und linken Herzkammer bis zur Herzspitze. Er versorgt die Muskulatur der linken Kammer und einen Teil der Vorderwand des rechten Herzventrikels. Das „verbrauchte“ (venöse) Blut sammelt sich in den Venen hinter dem Herzen und fließt schließlich in die obere Hohlvene, und zwar direkt vor der Einmündung in den rechten Vorhof. Da die Herzkranzarterien keine Verbindungen untereinander haben, kommt es zum Herzin-

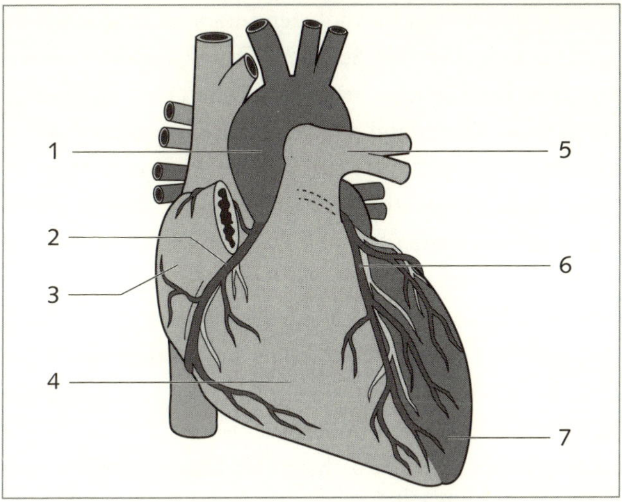

Abb. 2.6 Herzkranzgefäße (Ansicht von vorne, schematisch) (mod. nach 8). 1. Aortenbogen; 2. rechte Kranzarterie; 3. rechter Vorhof (das rechte Herzohr wurde abgetrennt); 4. rechte Herzkammer; 5. Lungenarterie; 6. Ast der linken Kranzarterie; 7. Herzspitze der linken Herzkammer.

farkt, wenn einer der Äste der Koronararterien verstopft ist, zum Beispiel durch ein Blutgerinnsel. Ist hingegen die Koronararterie (etwa bei der Koronaren Herzkrankheit) nur stark verengt, aber (noch) nicht blockiert, so ist die Durchblutung des Herzmuskels lediglich beeinträchtigt. Der Herzmuskel, das Myokard, wird dann allerdings nicht mehr ausreichend mit Sauerstoff versorgt, insbesondere bei erhöhtem Sauerstoffbedarf. Dies verursacht eine Angina pectoris, ein schmerzhaftes Engegefühl in der Brust (s. Kap. 5).

Herzchirurgen und Kardiologen sind in der Lage, solche Gefäßverengungen zu beheben. Oftmals ist es nämlich möglich, die verengte Stelle mit Hilfe eines „Ballonkatheters“ zu weiten und dann durch Einbringen einer Gefäßstütze („Stent“) offen zu halten. Alternativ kann in einer Bypass-Operation eine „Umgehung“ der Engstelle (Stenose) geschaffen werden. Dabei wird ein Stück einer großen Vene aus dem Bein des Patienten herausgeschnitten und mit dem einen Ende beispielsweise in die Aorta und mit dem anderen Ende hinter die verengte Stelle der stenosierten Koronararterie implantiert (3). So wird der lädierte Gefäßabschnitt überbrückt.
In der Muskulatur der rechten Herzkammer ist der Sauerstoffbedarf sehr viel kleiner als in der schwer arbeitenden linken Kammer, deren Muskulatur im Wesentlichen von der linken Koronararterie versorgt wird. Letztere erhält deshalb auch den weitaus größten Teil (ca. 80 %) der jeweils von der Aorta in die Koronargefäße abgezweigten Blutmenge. Bei einem Herzgewicht von 300 Gramm sind das bei körperlicher und geistiger Ruhe etwa 200 ml pro Minute bzw. 4 % des vom Herzen pro Minute gepumpten Blutvolumens (HZV bzw. Herzzeitvolumen, das Produkt von Herzschlagfrequenz und Herzschlagvolumen). Bei starker körperlicher Arbeit steigen Sauerstoffverbrauch und HZV. Letzteres kann sich sogar verfünffachen, und dementsprechend erhöht sich der Stromfluss durch die Koronargefäße. Sie erweitern sich so lange, bis die Zufuhr von Sauerstoff mit dem erhöhten Sauerstoffverbrauch in der Herzmuskulatur

wieder Schritt hält. Vermutlich werden bei vorliegendem Sauerstoffmangel in der Herzmuskulatur vermehrt Adenosin und andere Stoffwechselprodukte gebildet, die die Blutgefäße erweitern und damit den Durchfluss erhöhen. Aber natürlich hängt der Durchfluss auch von der Höhe des (mittleren) Blutdrucks in der Aorta ab – wohlgemerkt eher vom diastolischen als vom systolischen Blutdruck.

Während der Anspannungszeit in der Systole fließt nämlich relativ wenig Blut von der Aorta in die Herzkranzgefäße, weil diese durch die kräftige Kontraktion der Wandmuskulatur und den hohen Druck in der Herzkammer regelrecht zusammengepresst werden. Umgekehrt presst der hohe Druck in der Herzwand während der Systole das Blut aus den Venen, worauf es in den rechten Vorhof fließt. Der Blutfluss durch die Koronararterien ist also alles andere als gleichmäßig: Nur während der Diastole kann das Blut ungehindert zwischen den Herzmuskelfasern hindurchfließen. Folglich funktioniert die Sauerstoffversorgung der Herzmuskulatur umso besser, je niedriger der Puls ist, da mit der Abnahme der Herzschlagfrequenz die Dauer der Diastole relativ zur Kontraktionszeit in der Systole immer mehr zunimmt. Ein Ausdauertraining tut also dem Herz gut, weil nach regelmäßigem Körpertraining die Ruhefrequenz des Herzens sinkt – oftmals sogar auf weniger als 50 Schläge pro Minute (7, 12, S. 84). Zudem senkt ein Ausdauertraining mit der Zeit nicht nur den Ruhepuls, sondern auch den Blutdruck, sodass das Herz weniger belastet wird (9).

Herzrhythmus und Herzrhythmusstörungen

Wie wir im ersten Kapitel sahen, kann der Puls durch das vegetative Nervensystem erhöht oder gesenkt werden. Der Ruhepuls liegt gewöhnlich zwischen 60 und 80 Schlägen pro Minute. Ein gesunder Herzrhythmus ist allerdings niemals ganz gleichförmig. Das Herz schlägt mal etwas schneller, mal wieder langsamer. Solche kurzfristigen Schwankungen bezeichnet man als Herzfrequenzvariabilität. Diese Schwankungen sind gerade bei gesunden Jugendlichen sehr ausgeprägt. Keinesfalls handelt sich um eine besorgniserregende Herzrhythmusstörung, sondern – im Gegenteil – um ein prognostisch günstiges Regulationsmuster (1).
Wie entsteht solch ein mehr oder weniger regelmäßiger Herzrhythmus? Taktgeber ist der körpereigene „Schrittmacher", der Sinusknoten. Er wird von spezialisierten Herzmuskelzellen gebildet, die sich im so genannten Sinus am Eingang des rechten Vorhofs an der Einmündungsstelle der oberen Hohlvene befinden. Sie bilden ein Leben lang ganz spontan rhythmische elektrische Signale – so genannte Aktionspotenziale. Man spricht vom Sinusrhythmus. Die elektrischen Impulse werden über das Reizleitungssystem des Herzens zu den Vorhöfen und von dort bis zu den Hauptkammern (Ventrikel) wei-

tergeleitet, wo sie die Herzmuskulatur erregen. Da alle Herzmuskelzellen (Kardiomyocyten) einer Herzkammer durch spezielle elektrische Kontakte („gap junctions") miteinander verbunden sind, springt der elektrische „Funke" leicht von einer Zelle zur nächsten über. Somit werden die Kardiomyocyten der Arbeitsmuskulatur (Myokard) von der elektrischen Erregungswelle fast gleichzeitig erfasst; sie kontrahieren synchron. Die Hohlmuskeln beider Kammern ziehen sich zusammen (Systole), um dann in der Diastole gleich wieder zu erschlaffen. Bei manchen Herzkranken kann jedoch der körpereigene Schrittmacher immer wieder für viele Sekunden ausfallen (zum Beispiel beim Sick-Sinus-Syndrom). Den betroffenen Patienten wird dann meistens ein künstlicher Schrittmacher empfohlen, ein batteriegetriebenes elektrisches Reizgerät, das unterhalb des Schlüsselbeins eingepflanzt wird. Mit zwei am Herzen angenähten Elektroden reizt das Gerät die Herzmuskulatur und löst damit eine Kontraktion aus.

Wie der körpereigene Schrittmacher im Sinusknoten besteht auch das Reizleitungssystem aus hochspezialisierten erregungsleitenden Herzmuskelzellen. Zunächst läuft der im Schrittmacher entstandene Reiz über besondere Muskelfasern der Vorhöfe und löst damit deren Kontraktion aus – noch bevor sich die Muskulatur der Hauptkammern zusammenzieht. Letztere kontrahiert nämlich nur nach einer leichten Verzögerung, weil die im Sinusknoten entstandene Erregungswelle erst einmal den Atrioventrikularknoten (AV-Knoten) passieren muss.

Diese elektrische „Zwischenstation“ befindet sich an der Grenze der beiden Vorhöfe und Kammern und leitet die Erregung relativ langsam in ein nur wenige Millimeter langes Muskelfaserbündel (His-Bündel). Dieses durchbohrt das Herzskelett, die bindegewebige Trennwand zwischen Vorhof und Kammer. Das His-Bündel teilt sich in einen rechten und linken Schenkel, zwei Leitungsbahnen, die neben der Herzscheidewand verlaufen und sich verzweigen. Dadurch entsteht ein Netz von Fasern, die nach ihrem Entdecker genannten Purkinje-Fasern. Von dort breiten sich die elektrischen Impulse auf die eigentliche Arbeitsmuskulatur der Herzkammern aus, die dadurch erregt wird und kontrahiert. Die im Herzen ablaufende Erregung (nicht die Kontraktion!) spiegelt sich im EKG (Elektrokardiogramm) wider. Zwischen den erregten und nichterregten Stellen der Herzmuskulatur besteht nämlich eine elektrische Spannung von weniger als einem Zehntel Volt, und dies erzeugt in der Umgebung des Herzens ein elektrisches Feld, das sich bis an die Körperoberfläche ausbreitet. Infolgedessen entsteht eine elektrische Spannung (von ca. 1 mV) zwischen – beispielsweise – rechtem und linkem Arm, die sich bei der Ausbreitung und Rückbildung der Erregung in Herzvorhof und Herzkammer in charakteristischer Weise verändert. Dies kann der Arzt mit Hilfe von Ableitelektroden registrieren und im EKG sichtbar machen (11). Der Begriff „Elektrokardiogramm“ wurde von dem niederländischen Arzt und Physiologen Willem Einthoven (1860–1927) eingeführt, der „für seine Entdeckung des

Mechanismus des Elektrokardiogramms“ im Jahr 1924 den Nobelpreis erhielt.

Wie bereits erwähnt, wird die Reizweiterleitung vom Vorhof zur Hauptkammer im AV-Knoten verzögert. Manchmal ist diese Verzögerung krankheitsbedingt allerdings so stark, dass nur jede zweite oder dritte Erregung das Kammermyokard rechtzeitig erreicht. Es kann auch sein, dass die Leitung vollständig blockiert wird. Man spricht dann von einem AV-Block. Das Herz steht so lange still, bis nach einigen Sekunden ein alternatives Reizbildungszentrum der Herzkammer einspringt. Der Herzrhythmus (Kammerrhythmus) ist „bradykard“ – und damit viel langsamer als der Sinusrhythmus –, und das Gehirn wird daher ungenügend durchblutet. Schwindelanfälle oder Bewusstlosigkeit können die Folge sein. Manchmal ist die Reizweiterleitung allerdings nicht schon im AV-Knoten, sondern erst in der Leitungsbahn des rechten oder linken Schenkels blockiert. Je nach dem Ort der Blockade diagnostiziert der Arzt einen Rechts- oder Linksschenkel-Block.

Bei manchen Menschen existiert zusätzlich zur regulären Leitungsbahn noch eine weitere zwischen Vorhof und Kammer. Dabei kann die Erregung aber nicht nur vom Vorhof zu Kammer, sondern auch in umgekehrter Richtung geleitet werden und damit den Vorhof vorzeitig erregen. Diese viel zu frühe Erregung „fließt“ dann wieder in die Kammer zurück, die nun ihrerseits zu früh erregt wird und dann wiederum den Vorhof erregt. Kurz: die Erregung kreist mit hoher Geschwindigkeit, es entsteht eine zirkuläre Erregung der Herzmuskulatur, die ein Herzrasen bzw. Herzflattern auslöst. Der Puls beträgt dann oft mehr als 200/Minute, und er ist sehr schwach, weil die Herzkammern während der kurzen Diastole kaum gefüllt werden können.

Fast jeder Mensch hat manchmal Extraherzschläge, die nicht in den Takt des regulären Herzrhythmus passen. Solche Extrasystolen setzen früher ein als der reguläre Herzschlag. Oftmals erfolgt die Extrasystole so früh, dass keine Zeit bleibt, die Herzkammern ausreichend mit Blut zu füllen. Das Herz schlägt dann nur mit „halber Kraft", sodass der Puls überhaupt nicht gespürt wird und man glaubt, das Herz setze aus. Umso stärker wird dann der nächste reguläre Herzschlag gespürt, der erst nach einer etwas längeren Pause einsetzt. Diese so genannte kompensatorische Pause ermöglicht nämlich eine bessere Füllung der Herzkammer, sodass mit dem verspäteten Herzschlag mehr Blut in die Aorta ausgeworfen wird. Allerdings bemerken die Betroffenen oft nur die Unregelmäßigkeit des Pulses und das „Stolpern" des Herzens. Mit Hilfe des EKGs können Ärzte leicht erkennen, ob die Extrasystole ihren Ursprung im Vorhof hat oder in den Herzventrikeln.

Im Gegensatz zu den meist harmlosen „supraventrikulären" Extrasystolen der Vorhöfe sind die ventrikulären Extrasystolen der Herzkammern bedenklich. Nicht selten lösen sie gefährliche Kammertachykardien (Herzflattern) oder gar das berüchtigte Kammerflimmern aus (s. Kap. 5). Der Betroffene stirbt nach wenigen Minuten, wenn er nicht rechtzeitig durch eine Herzdruckmassage reanimiert und das Kammerflimmern mit Hilfe eines Defibrillators beendet und damit in den regulären Sinusrhythmus überführt wird (1, 3).

Die Ursachen der Herzrhythmusstörungen liegen meistens im Herzen selbst. Schuld sind zum Beispiel Erkrankungen des Herzmuskels (Kardiomyopathien), eine Koronare Herzkrankheit oder ein Herzinfarkt. In den ersten 48 Stunden nach einem Infarkt ist die Gefahr sogar ganz besonders groß, denn dann kommt es nicht selten zu malignen „ventrikulären" Arrhythmien bis hin zum Kammerflimmern. Bestimmte Tachykardien der Herzkammern – Störungen mit viel zu schneller Herzfrequenz – können in seltenen Fällen auch genetisch bedingt sein; sie sind dann gerade bei jungen und ansonsten gesunden Menschen oftmals die Ursache eines plötzlichen Herztodes. Leider können manche Medikamente, die zur Bekämpfung von Herzrhythmusstörungen verwendet werden, auch selbst Arrhythmien hervorrufen. Auch nicht unbedenklich sind überdies Arzneien, die zur Therapie einer Herzschwäche verwendet werden, wie beispielsweise Digitalis oder wassertreibende Medikamente (Diuretika). Denn sie senken die Blutwerte von Kalium, was ebenfalls zu Extrasystolen oder Herzrasen führen kann (1, 3).

Wie bereits in Kapitel 1 erwähnt, hat aber nicht zuletzt der psychische Zustand eines Menschen großen Einfluss auf die Herztätigkeit. So wird beispielsweise ein Vorhofflimmern gar nicht so selten durch psychosozialen Stress ausgelöst (s. Kap. 8). Stress erhöht den „Tonus“ des Sympathikus, der nicht nur das Herz beschleunigt, sondern auch dessen Kraft steigert; dabei spielen die Kalziumionen (elektrisch geladene Kalziumteilchen) in den Herzmuskelzellen (Kardiomyocyten) die Hauptrolle (s. Kap. 3).

Literatur

1. Albus C (2008). Grundzüge kardialer Erkrankungen. In: Herrmann-Lingen C, Albus C, Titscher G (Hrsg). Psychokardiologie. Ein Praxisleitfaden für Ärzte und Psychologen. Köln: Deutscher Ärzte-Verlag; 5–43.
2. Bächthold-Stäubli H (Hrsg) (2000). Handwörterbuch des deutschen Aberglaubens. Bd. 3. Berlin, Leipzig: de Gruyter.
3. Bauer K, Ennker J, Bauer S (2011). Leben nach dem Herzeingriff. Ursachen verstehen, Heilung fördern, gesund leben. Berlin, Heidelberg: Springer-Verlag; 27–36.
4. Grönemeyer D (2010). Dein Herz. Eine andere Organgeschichte. Frankfurt a. M.: Fischer.
5. Harvey W (1628). Die Bewegung des Herzens und des Blutes. Leipzig: J.A. Barth 1910.
6. Herrmann-Lingen C (2008). Angeborene und erworbene Herzfehler. In: Herrmann-Lingen C, Albus C, Titscher G (Hrsg). Psychokardiologie. Ein Praxisleitfaden für Ärzte und Psychologen. Köln: Deutscher Ärzte-Verlag; 176–83.
7. Israel S (1982). Sport und Herzschlagfrequenz. Sportmedizinische Schriftenreihe. Bd. 21. Leipzig: Johann Ambrosius Barth.
8. Lütjen-Drecoll E, Rohen JW (2010). Innenansichten des menschlichen Körpers. Stuttgart: Schattauer.
9. Martin JE, Dubbert PM, Cushman WC (1990). Controlled trial of aerobic exercise in hypertension. Circulation; 81: 1560–7.

10 Opie LH (1991). The Heart. Physiology and Metabolism. 2nd ed. New York: Raven Press; 2–5.

11 Piper HM (2003). Herz. In: Schmidt RF, Unsicker K (Hrsg). Lehrbuch der Vorklinik, Teil C. Köln: Deutscher Ärzte-Verlag; 139–78.

12 Schmidt RF (1994). Medizinische Biologie des Menschen. Eine Einführung für Gesunde und Kranke. 3. Aufl. München: Piper.

13 Schultz SG (2002). William Harvey and the circulation of the blood: The birth of a scientific revolution and modern physiology. News Physiol Sci; 17: 175–80.

14 Sigerist HE (1954). Große Ärzte. Eine Geschichte der Heilkunde mit Lebensbildern. München: F.F. Lehmanns Verlag; 119–21.

3 Was das Herz antreibt

Kalzium & Co.

Herzstillstand! Einem jungen Studenten wird während der Blutentnahme beim Anblick des Blutes speiübel, er erbleicht und verliert das Bewusstsein. Eine emotional ausgelöste Ohnmacht (Synkope), zweifelsohne. Der Puls wird immer langsamer und ist schließlich kaum noch zu spüren. Dann setzt das Herz aus. Erst nach elf Sekunden fängt es wieder an zu schlagen (9).

Was treibt das Herz an, was bringt es zum Schlagen? Und: Was gibt der Herzmuskulatur – dem Myokard – die Kraft, Tag für Tag mit über 100 000 Schlägen unermüdlich eine gewaltige Menge Blut durch den Körper zu pumpen? An die 70 Hektoliter, das sind sieben Tonnen! Wie man seit langem weiß, sind die unzähligen Myosinmoleküle dafür verantwortlich, die Motorproteine im Inneren der Herzmuskelzellen (Kardiomyocyten). Schon Mitte des vorletzten Jahrhunderts entdeckte der Heidelberger Physiologe Willi Kühne (1837–1900) das „kontraktile Protein“, d.h. den Eiweißkörper Myosin. Das beste Modell des Muskels sei das Myosinmolekül, proklamierte Kühne. Und er hatte recht. Jahrzehnte später gelang es dem ungarischen Muskelforscher und Nobelpreisträger Albert von Szent-Györgyi (1893–1986) und meinem Heidelberger Mentor Hans Hermann Weber (1896–1974), aus Myosin-haltigen Lösungen künstliche Eiweißfäden zu spinnen, die sich in geeigneten Nährlösungen im Prinzip genauso zusammenzogen wie eine Muskelfaser. Für die Kontraktion war offenbar Adenosintriphosphat (ATP) erforderlich, eine aus dem Muskel selbst gewonnene Substanz, ohne die das Experiment nicht funktionierte. Damit war auch der energieliefernde Treibstoff erkannt.[1]

Kardiomyocyten und molekulare Motoren

Myosinmoleküle sind Nanomaschinen. Und was sie im Inneren der Herzmuskelzellen, in den Kardiomyocyten, machen, das grenzt an ein Wunder. Kardiomyocyten weisen eine ähnliche (quergestreifte) Feinstruktur auf wie die Fasern unserer Skelettmuskeln, sind jedoch viel kleiner und durch Zell-Zell-Kontakte fest miteinander vernetzt. Das Muskelprotein Myosin befindet sich in den Myofibrillen genannten kontraktilen Organellen der Herzmuskelzellen und bildet dort submikroskopisch dünne, regelmäßig angeordnete filamentöse Strukturen, die Myosinfilamente. Immer wenn sich eine Muskelzelle zusammenzieht, schieben sich die Myosinfilamente über benachbarte Filamente, die aus einem anderen Protein bestehen, nämlich Aktin. Diese bahnbrechende Entde-

[1] Vgl. dazu auch meine Ausführungen im Forschungsmagazin der Universität Heidelberg (16).

ckung machten die englischen Muskelforscher Jean Hanson und Hugh Huxley schon vor über 50 Jahren. Sie fanden auch heraus, dass die eigentlichen Motoren im Gleitprozess der Filamente die beweglichen „Köpfchen" der Myosinmoleküle sind, die aus den Myosinstäben herausragen wie Aststummel aus einem Baumstamm. Sie bilden Eiweißbrücken (Querbrücken) zu den benachbarten Aktinfilamenten, an die sie sich anheften. Und dann „rudern" sie mit aller Kraft. Diese Kraft beträgt einige Pico-Newton[2], etwa ein Billionstel der Gewichtskraft eines großen Apfels. Und ein einzelner Ruderschlag schafft nur etwa 10 Millionstel Millimeter (5). Wenn sich der Herzmuskel in der Systole zusammenzieht, müssen daher die Querbrücken etliche Male angestrengt rudern, damit die Filamente aneinander vorbeiziehen können und übereinandergleiten. Und was geschieht in der Diastole, wenn das Herz erschlafft und seine Muskelfasern wieder länger werden? Die im verkürzten Muskel übereinandergeschobenen Filamente gleiten dann einfach wieder auseinander – etwa so wie die Finger unserer Hände, wenn wir sie ineinander verschränken und dann wieder loslassen.

Selbstverständlich ist für die „Ruderarbeit" der Querbrücken Energie nötig, chemische Energie, die der „Muskelkraftstoff" Adenosintriphosphat (ATP) liefert. Die Myosinköpfchen verwerten die ATP-Moleküle, indem

---

[2] 1 Newton entspricht etwa der Gewichtskraft von 100 Gramm.

sie vom Molekül eine labile Phosphatgruppe abspalten. Dadurch entsteht aus ATP Adenosindiphosphat, welches dann in den „Kraftwerken" der Zellen, den Mitochondrien, durch Anhängen einer Phosphatgruppe („Phosphorylierung") wieder in ATP umgewandelt wird. Das abgebaute ATP wird somit fortlaufend ersetzt – durch Stoffwechselprozesse in der Zelle und unter Verbrauch von Sauerstoff und „Brennstoff" (Fettsäuren, Glukose). Versagt aber der Stoffwechsel – etwa aus Mangel an Sauerstoff nach einem Herzinfarkt –, so ist der Muskelkraftstoff ATP in kürzester Zeit verbraucht. Die Zellen sterben ab, sie werden „nekrotisch", quasi „totenstarr".

Kalzium und Stresshormone

Die rudernden Myosinmoleküle werden durch elektrisch geladene Kalziumteilchen, die Kalziumionen, zur Arbeit angetrieben. Ohne Kalzium kann das Herz nicht arbeiten. Dies entdeckte der britische Pharmakologe Sidney Ringer (1835–1910), und zwar durch Zufall. Er hatte die Herzen von Fröschen herausgeschnitten und – wie er meinte – in eine „physiologische" Kochsalzlösung gelegt. Darin schlugen die isolierten Herzen eine Zeit lang ganz automatisch weiter. Schließlich kam er dahinter, dass sein Laborant die physiologische Kochsalzlösung mit Leitungswasser statt mit reinem, destilliertem Wasser angesetzt hatte, und verlangte eine Korrektur. Aber in der korrekt angesetzten Lösung hörten die Herzen zu schlagen auf. Ringer interpretierte diesen Zufallsbefund richtig: Die mit dem Leitungswasser angesetzte Lösung enthielt natürlich Kalzium, und das war offenbar für die Kontraktion der Herzmuskeln erforderlich (13).

Die Kalziumionen wirken im Inneren der Herzmuskelzellen (Kardiomyocyten) schon in den allerkleinsten Mengen. Sie aktivieren den Verschiebeprozess der Filamente, und gleichzeitig stimulieren sie in den Mitochondrien die Herstellung der dazu notwendigen Energie in Form von ATP. Um die Kontraktion der Herzmuskelzellen in Gang zu bringen, müssen die Kalziumteilchen einen molekularen Schalter betätigen, der aus den Proteinmolekülen Troponin und Tropomyosin besteht. Kalzium ist also die Signalsubstanz, die die kontraktile Maschinerie in der Muskelzelle auf Befehl des „Herzschrittmachers" mit jedem Herzschlag neu einschaltet. Das Herz schlägt im Kalziumtakt und der körpereigene Schrittmacher, der „Sinusknoten", ist der Dirigent (16). Er sitzt im „Sinus", nahe der Einmündung einer großen Vene (der oberen Hohlvene) im rechten Vorhof des Herzens (s. Kap. 2). Der Schrittmacher arbeitet automatisch und unermüdlich. Über ein eigenes elektrisches Netzwerk (das Reizleitungssystem) sendet er im Mittel etwa 70-mal pro Minute elektrische Signale an die Herzkammern.

Die Entstehung solcher Impulse ist von Physiologen bis ins Detail erforscht worden. Kurz gesagt, läuft es so ab: In den ruhenden Herzmuskelzellen des Schrittmachers gleicht die Zellmembran einer Batterie. Der negativ geladene Pol befindet sich an ihrer Innenseite, der positiv geladene an der Außenseite. So entsteht zwischen den beiden Polen der „Batterie“ eine Klemmspannung, ein Membranpotenzial, genauer gesagt: ein Ruhepotenzial. Schrittmacherzellen haben die Fähigkeit, sich selbst rhythmisch zu reizen und zu erregen, indem sie ihr Membranpotenzial periodisch verändern. Dabei wird die Zellmembran für den Bruchteil einer Sekunde „umgepolt“, d. h. an ihrer Innenseite positiv und an der Außenseite negativ aufgeladen. Zwischen der erregten und den (außen positiv geladenen) ruhenden Herzmuskelzellen entsteht dadurch für den Bruchteil einer Sekunde eine Potenzialdifferenz von etwa einem Zehntel Volt. Man spricht von einem Aktionspotenzial, einem elektrischen Impuls, der sich als Erregungswelle über elektrische Zell-Zell-Kontakte („gap junctions“) schnell entlang dem Reizleitungssystem ausbreitet. Wie wir bereits sahen (Kap. 2), laufen die elektrischen Impulse zunächst über spezielle Fasern der Herzvorhöfe zu einer elektrischen Zwischenstation, dem „AV-Knoten“ zwischen Vorhof und Herzkammern. Dieser verzögert die Reizweiterleitung um den Bruchteil einer Sekunde, bis sich die Herzvorhöfe zusammenziehen („kontrahieren“) und damit die Kammern mit Blut füllen. Dann wird das elektrische Signal zur Kontraktion über das Reizleitungssystem auf die Muskulatur der rechten und linken Herzkammer übertragen. So wird sichergestellt, dass jede Herzmuskelzelle elektrisch erregt wird und sich Vorhöfe und Kammern in der richtigen Reihenfolge rhythmisch anspannen und entspannen (12).

Woher kommen die Kalziumteilchen, die nach jeder elektrischen Erregung der Herzmuskelzellen den Myosinmolekülen eine Ruderbewegung signalisieren? Sie sind in den erschlafften Herzmuskelzellen – in den Intervallen zwischen den Herzschlägen – unter Verschluss, gespeichert in bläschenartigen Gebilden der Herzmuskelzellen (dem sarkoplasmatischen Retikulum). Bei jedem Herzschlag, immer wenn ein elektrischer Impuls die Zellen erregt, strömen die Kalziumionen durch Poren der Zellmembran („Kalziumkanäle") und aus den Speicherbläschen ins Sarkoplasma des Zellinneren und treiben die kontraktile Maschinerie zur Arbeit an. Die Herzmuskelzelle zieht sich zusammen, sie kontrahiert. Einen Bruchteil einer Sekunde später saugen die Bläschen die Kalziumteilchen wieder auf, und die Muskelzelle erschlafft. Der Kontraktionsmechanismus wird abgeschaltet, bis das Herz zum nächsten Schlag ausholt (Abb. 3.1). Dieser Ein- und Ausschaltprozess bewirkt also Kontraktion und Erschlaffung, Systole und Diastole des Herzens; er erfolgt etwa 100 000-mal am Tag im Rhythmus des Herzschlags. Ohne die Kalziumionen und die vom Heidelberger Physiologen Wilhelm Hasselbach entdeckten molekularen Kalziumsaugpumpen des sarkoplasmatischen Retikulums könnte das Herz nicht im Kalziumtakt schlagen (15, 16).

Immer wenn ionisierte Kalziumteilchen durch Poren in der Zellmembran in die Herzzelle fließen und aus den

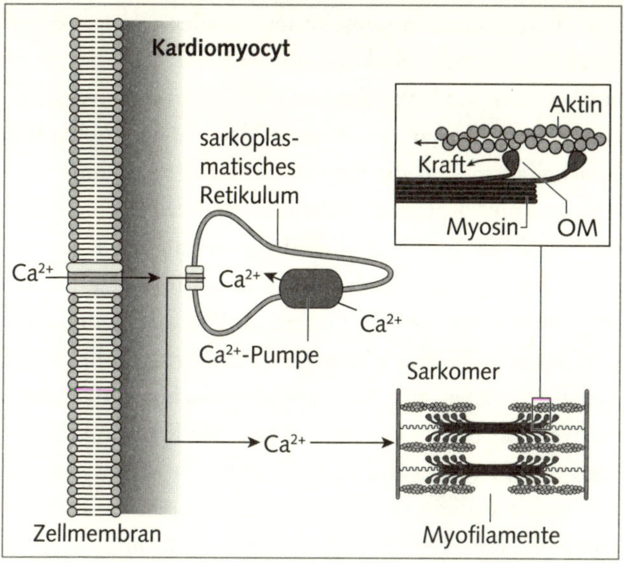

Abb. 3.1 Schema der Aktivierung einer Herzmuskelzelle in der Systole (mod. nach 2). Infolge der elektrischen Erregung (Aktionspotenzial) strömen Kalziumteilchen (Ca^{2+}) durch Poren (Kalziumkanäle) der Zellmembran ins Zellinnere und bewirken die Ausschüttung von Ca^{2+} aus den intrazellulären Kalziumspeichern (sarkoplasmatisches Retikulum). Ca^{2+} aktiviert die Kontraktion der Herzmuskelzellen, das Übereinandergleiten der Myofilamente in den (ca. zwei Tausendstel Millimeter langen) Sarkomeren, den kontraktilen Einheiten der Kardiomyocyten. Die Wiederaufnahme von Ca^{2+} ins sarkoplasmatische Retikulum ermöglicht die Erschlaffung der Herzmuskelzellen zwischen den Herzschlägen (Diastole). – Kasten: Infolge der Aktivierung durch Kalzium ziehen die „Köpfe" des Myosins mit aller Kraft an den Aktinfilamenten. Die Kraft (Kontraktilität) kann entweder dadurch erhöht werden, dass mehr Ca^{2+} freigesetzt wird, oder aber dadurch, dass die Myofilamente besser auf Ca^{2+} ansprechen, zum Beispiel unter der Einwirkung eines „Calcium Sensitizers" (OM).

Speicherbläschen ausgeschüttet werden, steigt deren Zahl im Zellsaft (Sarkoplasma) rapide an. Die zuvor stark verdünnte Kalziumlösung im Zellinneren wird dadurch konzentriert. Im Inneren der Zellen erschlaffter Muskelfasern liegt die Konzentration der Kalziumionen – das „freie" Kalzium – in einem Bereich, der gewöhnlich mehr als 10 000-mal niedriger ist als die Kalziumwerte im Blut oder in den Zwischenzellräumen. Sie beträgt also etwa 0,1 Millionstel Mol/L, wird jedoch auf den zehn- oder gar hundertfachen Wert erhöht, wenn Kalziumteilchen aus dem Speicherbläschen ausgeschüttet werden. Der plötzliche Anstieg der Kalziumkonzentration im Myoplasma ist das eigentliche Signal, das die Herzkraft kodiert: Je stärker der Anstieg ist, desto mehr zieht sich der Herzmuskel zusammen und umso stärker erhöht sich aber auch die Pumpleistung der Herzkammern. Physiologen haben die Zunahme der Konzentration mit empfindlichen Kalziumindikatoren fluoreszenzoptisch gemessen und bewiesen, dass das Herz umso kräftiger schlägt, je höher die „freie" Kalziumkonzentration ist (1, 15). Es ist daher auch kein Wunder, dass die meisten der bekannten herzstärkenden Medikamente in den Kalziumhaushalt der Herzmuskelzelle eingreifen und die Kalziumverfügbarkeit erhöhen. Dadurch treiben sie den Herzmuskel zur Mehrarbeit an. Das älteste und wohl bekannteste Mittel gegen Herzschwäche ist Digitalis, das wirksame Prinzip der Heilpflanze *Digitalis purpurea*, dem roten Fingerhut. Digitalis erhöht die Konzentration des „freien" Kalziums und den Kalziumgehalt in der Zelle. Genauso wirken auch Dobutamin, ein Herzmittel der Notfallmedizin, sowie das Stresshormon Adrenalin (11, 15).

Nach einem Adrenalinstoß erhöhen sich die Adrenalinwerte im Blut drastisch. Die Stresshormone Adrenalin und Noradrenalin reagieren mit speziellen Bindungsplätzen an der Oberfläche der Kardiomyocyten, den so genannten Betarezeptoren. Dadurch mobilisieren sie in den Zellen vermehrt Kalzium aus den Speicherbläschen des sarkoplasmatischen Retikulums. Infolgedessen wird die Konzentration der Kalziumionen in den Herzmuskelzellen besonders hoch, das Kalziumsignal besonders stark. Die Motoren der Myosinmoleküle werden – bildlich gesprochen – zur Mehrarbeit angepeitscht.

Kalzium verstärkt aber nicht nur die Herzkraft. In zu großen Mengen kann es leider auch schädlich wirken und beispielsweise bösartige Herzrhythmusstörungen hervorrufen. Außerdem schädigt es dann auch die Mitochondrien und behindert damit die Herstellung von ATP. Um dies zu verhindern, benutzen Ärzte Medikamente, die Betarezeptoren blockieren, die bekannten Betablocker. Diese verlangsamen zudem den Herzschlag, sie senken die Herzfrequenz, die durch Adrenalin erhöht wurde. Dadurch bleibt den Herzkammern zwischen den Schlägen auch mehr Zeit, sich wieder mit Blut zu füllen (12).

Pulssenkend wirkt auch ein körpereigener Stoff namens Acetylcholin, der als Neurotransmitter im Herzen von jenem Hirnnerv freigesetzt wird, den wir in Kapitel 1 bereits kennengelernt haben: vom Vagusnerv. Entdeckt hatte diesen Zusammenhang der österreichische Pharmakologe Otto Loewi bereits 1920 in einem klassischen Experiment.[3] Er isolierte Froschherzen, die in einer künstlichen Nährlösung – einer Blutersatzlösung – über lange Zeit „automatisch“ weiterschlugen. Danach reizte er elektrisch einige Minuten lang den Stummel des Vagusnervs, der noch mit dem frei präparierten, schlagenden Herzen verbunden war. Dessen Schlagfrequenz wurde niedriger. Offensichtlich setzte dabei der Nerv von seinen peripheren Endigungen einen Stoff frei, der den Herzschlag verlangsamte. Als nämlich Loewi den Inhalt der zuvor mit Blutersatzlösung gefüllten Herzkammer zur Kammer eines anderen isolierten Herzens transferierte, schlug dieses ebenfalls langsamer, so als wäre der Vagusnerv selbst stimuliert worden. Der „Vagusstoff“ wurde Jahre danach durch den englischen Pharmakologen Henry Dale als Acetylcholin erkannt; 1936 wurde die Entdeckung der chemischen Informationsübertragung im Nervensystem mit dem Nobelpreis honoriert.

Seitdem sind viele weitere Überträgerstoffe entdeckt worden, zum Beispiel Noradrenalin, das (wie Adrenalin) den Herzschlag beschleunigt. Noradrenalin wird von Nervenendigungen des Sympathikus freigesetzt, der – wie der Vagusnerv – zum vegetativen Nervensystem gehört. Dieses wird auch „autonom“ genannt, weil es viele

---

[3] Otto Loewis Bericht über die Entdeckung des Vagusstoffs ist nachzulesen bei Iversen et al. (2000) (6).

Körperfunktionen, insbesondere Herz und Kreislauf, unwillkürlich und unbewusst steuert – wie ein Autopilot.

Steuerung durch das autonome Nervensystem

Das autonome Nervensystem besteht aus drei Teilen (7): dem Sympathikus, der vom Rückenmark im Brust- und Lendenbereich entspringt, seinem Gegenspieler, dem Parasympathikus, zu dem auch der bereits genannte Vagusnerv gehört, sowie dem Darm-Nervensystem.
Die im Rückenmark gelegenen Nervenzellen des sympathischen Astes unseres vegetativen Nervensystems werden über absteigende Nervenstränge von Neuronen im Hirnstamm erregt. Die Rückenmarkneurone geben über lange nervale Fortsätze (Axone) die vom Gehirn empfangene Botschaft an außerhalb des Rückenmarks in den so genannten sympathischen Ganglien gelegene Nervenzellen weiter. Letztere besitzen bis zu einem Meter lange Axone, mit denen sie die Zielorgane erreichen, etwa die glatte Muskulatur der Blutgefäße oder das Herz. Bei starken Emotionen, aber auch bei körperlichen Anstrengungen aktivieren die Sympathikusneurone im Rückenmark auch hormonbildende Zellen im Mark zweier Drüsen, die sich direkt über der Niere befinden. Gemeint sind die Nebennieren. Sie geben bei starker Erregung das „Wut- und Angsthormon“ Adrenalin ins Blut ab und erzeugen damit das bekannte Herzrasen. Ein solcher Adre-

nalinstoß aktiviert zudem Stoffwechselprozesse, die bei Kampf, Angst oder Flucht („Kampf-/Fluchtreaktion“, s. Kap. 1, S. 11) und überhaupt bei großen körperlichen Anstrengungen unsere Energiereserven mobilisieren. Die Blutgefäße werden bei Erregung des Sympathikus gewöhnlich enger und beim Nachlassen des Sympathikotonus weiter. Dadurch wird die Durchblutung der Organe verändert – manchmal allerdings auch krankhaft, etwa bei der Raynaud-Krankheit. Bei diesem Leiden wird, vor allem bei Stress oder Kälte, durch den Sympathikus eine so starke Verengung der Blutgefäße in den „Akren“ (den Fingerspitzen) ausgelöst, dass die Finger ganz blass und taub werden und sich „pelzig“ anfühlen. In milderer Form bewirkt eine Durchblutungsstörung in Stress-Situationen jedoch „nur“ kalte Hände und manchmal eine Akrozyanose: Die Fingerspitzen laufen blau an (17).

Die enorme Wirkung des Sympathikus auf die Blutgefäße entdeckte der große französische Physiologe Claude Bernard (1813–1878) schon Mitte des vorletzten Jahrhunderts – durch einen Zufall. Eigentlich wollte er nur seine Vermutung bestätigen, dass die Nervenreizung zu einer Erwärmung des Hautgewebes führen könne. Als Versuchstier hatte er ein Kaninchen gewählt. Dann durchtrennte er die zum linken Ohr führenden Nerven und erwartete, dass sich dieses Ohr abkühlt. Doch das Gegenteil geschah: Es wurde beträchtlich wärmer als das Ohr auf der nichtoperierten, rechten Seite. Bernard interpretierte diesen Zufallsbefund richtig: Anscheinend hatte er mit der Operation die Blutgefäße des linken Ohres vom Einfluss gewisser Nerven (des Sympathikus) befreit, die normalerweise die Blutgefäße verengen. Und deshalb erhöhten sich die Durchblutung und damit die Temperatur des Kaninchenohrs.[4]

Der Sympathikus trifft bei fast allen unter seinem Einfluss stehenden Organen auf die Wirkung seines Gegenspielers, des Parasympathikus. Dieser entspringt im Kreuzmark, von wo aus er die Beckenorgane erreicht, und im Hirnstamm. Der wichtigste parasympathische Hirnnerv ist der bereits erwähnte Vagus, der „Umherschweifende", der nicht nur das Herz kontrolliert, sondern auch im Bauch „vagabundiert" und dort fast alle Eingeweide mit Nervenfasern versorgt. Seine Aktivierung führt zu einer ruhigen Erholungslage im Organismus, indem er die Leistung drosselt und Energieverbrauch, Blutdruck und Herzfrequenz senkt. Wie bereits im ersten Kapitel erwähnt, läge ohne die Bremswirkung dieses Hirnnervs der Ruhepuls nicht wie gewohnt bei 60–80, sondern bei ungefähr 100 Schlägen pro Minute. Lässt also der Vagotonus nach, steigt die Herzfrequenz an, genau wie bei einer Aktivierung des Sympathikus (7).

---

[4] Die Entdeckungsgeschichte der Wirkung des sympathischen Nervensystems auf die Blutgefäße ist nachzulesen bei Cannon (1945) (3). Notabene: Die Aktivierung des Sympathikus bewirkt eine (Ca^{2+}-abhängige) Kontraktion der Muskelzellen in den Blutgefäßen, die sich dadurch verengen („Vasokonstriktion").

Erhöhung der Schlagkraft

Ein hoher „Tonus" des Sympathikus erhöht nicht nur den Puls (bzw. die Herzfrequenz), sondern auch die Schlagkraft des Herzens.[5] Der vom Sympathikus im Herzen freigesetzte Neurotransmitter Noradrenalin reagiert nämlich – genau wie das Stresshormon Adrenalin – mit den Betarezeptoren der Kardiomyocyten und bewirkt so eine vermehrte Kalziumfreisetzung in den Herzmuskelzellen. Wie schon erwähnt, bewirkt der Sympathikus außerdem eine Kontraktion der Ringmuskulatur in den Blutgefäßen. Vor allem ziehen sich die Gefäße der Blutreservoirs in der Milz, in den übrigen Eingeweiden und insbesondere in den großen Venen zusammen, die mehr als die Hälfte der Gesamtblutmenge des menschlichen Körpers enthalten. Durch die Vasokonstriktion aller Venen wird ein Teil des dort vorrätigen Blutes dem Herzen zur sofortigen Verwendung zugeschoben. Mit anderen Worten: Es fließt mehr Blut aus den Venen ins Herz zurück, und damit werden (durch den erhöhten venösen Zufluss) die Vorhöfe und Kammern des Herzens besser gefüllt und die Herzmuskeln in der Diastole stärker gedehnt. Die Folge ist, dass sich die Herzkammern in der Systole stärker zusammenziehen und mit jedem

[5] Der Sympathikus erhöht aber nicht nur die Herzfrequenz und die Kraft des Herzens, sondern auch die Geschwindigkeit, mit der die Herzmuskelzellen (bei erhöhter Herzfrequenz) in der Diastole wieder erschlaffen.

Schlag mehr Blut in die Hauptschlagader schleudern. Der Blutdruck steigt. Und umgekehrt werden, wenn die Venen weiter werden und das venöse Blut beim Stehen in den Beinvenen teilweise „versackt“ statt ins Herz zurückzufließen, die Herzkammern etwas weniger gefüllt und deren Muskeln dementsprechend weniger gedehnt. Das Herz schlägt schwächer, der Blutdruck sinkt. Dieser Effekt kann manchmal so stark sein, dass der Betroffene kollabiert und in Ohnmacht fällt. Das kann aber auch nach einem starken Blutverlust der Fall sein, der einen Kreislaufschock zur Folge hat. Die Regulation der Herzkraft durch den Füllungszustand der Herzkammern funktioniert im Prinzip unabhängig vom Nervensystem – also auch nach einer Herztransplantation, wenn alle Verbindungen zum Gehirn und zum autonomen Nervensystem gekappt sind (12). Warum ist das so? Was liegt dem von Otto Frank (1855–1944) und Ernest Starling (1864–1927) entdeckten Phänomen, also dem Frank-Starling-Mechanismus, zugrunde?

Herzmuskelzellen sind elastisch. Sie verdanken dies den Titin genannten gigantischen Eiweißkörpern. Dank dieser elastischen Proteine lassen sie sich in der Diastole dehnen wie ein Gummiband, wenn sich das Herz mit Blut füllt (8). Und wenn dann die gedehnten Muskelfasern zu Beginn der Systole erregt werden, können sie viel mehr Kraft produzieren als im ungedehnten Zustand. Warum das so ist, wird seit langem erforscht. Anscheinend verstärkt eine Vordehnung der Herzmuskeln die Schlagkraft auf eine ganz andere Weise als die Stresshormone Adrenalin und Noradrenalin oder die herkömmlichen herzwirksamen Mittel (beispielsweise Digitalis und Dobutamin). Sie beeinflusst nämlich in keiner Weise die Konzentration des „freien" Kalziums in der Zellflüssigkeit. Insbesondere hat sie keinerlei Einfluss auf die Verfügbarkeit von Kalzium in den Kardiomyocyten, und damit wird eine, letztlich schädliche, Kalziumüberladung der Kardiomyocyten vermieden. Wie wir heute wissen, werden die kontraktilen Strukturen der Herzmuskelzellen durch Dehnung bzw. durch den Frank-Starling-Mechanismus für Kalzium sensibilisiert, sodass sie auf (freies) Kalzium in der Zellflüssigkeit besser reagieren (14, 11), selbst bei Herzschwäche.

Unter chronischer Herzschwäche (Herzinsuffizienz) leiden weltweit viele Millionen Männer und Frauen. Seit einigen Jahren gibt es nun Medikamente, die auf eine ganz ähnliche Art und Weise die Schlagkraft des insuffizienten Herzens verbessern wie der Frank-Starling-Mechanismus am gedehnten Herzen. Sie heißen „Calcium Sensitizer", weil sie bewirken, dass die kontraktilen Strukturen der Herzmuskelzellen auf Kalzium besser ansprechen. Mit anderen Worten: Diese herzstärkenden Pharmaka erreichen ihre Wirkung nicht etwa dadurch, dass sie die „freie" Kalziumkonzentration in den Kardiomyocyten erhöhen. Vielmehr bewirken sie, dass die Herzmuskelzellen schon bei einer niedrigen Kalziumionenkonzentration mehr Kraft entwickeln (11). Das Prinzip „Calcium Sensitizer" hatten Joachim Herzig und ich bereits zu Beginn der 1980er Jahre entdeckt (14, 15, 16).

Seither wecken herzwirksame Pharmaka, die am Kalziumschaltermechanismus oder – als Myosinaktivatoren (10) – sogar direkt am Myosinmolekül angreifen, die Hoffnung auf eine wirklich durchgreifende Innovation in der Behandlung der Herzschwäche (2; vgl. auch Abb. 3.1, S. 53). Denn herkömmliche Herzmittel, wie zum Beispiel Digitalis und Dobutamin, verstärken die Schlagkraft des Herzens durch Erhöhung der (freien) Kalziumkonzentration in den Muskelzellen, beschwören damit aber auch die Gefahr der Kalziumüberladung und damit maligner Herzrhythmusstörungen herauf – bis hin zum fatalen Herzversagen und zum tödlichen Herzstillstand (2, 11). Wie wir zu Beginn dieses Kapitels gesehen haben, kann das Herz allerdings auch aus psychischen Gründen vorübergehend stehen bleiben. Es ist eine sehr sensible Pumpe (s. Kap. 4).

Literatur

1 Allen DG, Blinks JR (1978). Calcium transients in aequorin-injected frog cardiac muscle. Nature; 273: 509–13.
2 Bers DM, Harris SM (2011). To the rescue of the failing heart. Nature; 473: 36–9.
3 Cannon WB (1945). The Way of an Investigator. New York: Hafner Publishing Company Inc.
4 de Tombe PP, Mateja RD, Tachampa K, Ait Mou Y, Farman GP, Irving TC (2010). Myofilament length dependent activation. J Mol Cell Cardiol; 48: 851–8.
5 Finer JT, Simmons RM, Spudich JA (1994). Single myosin molecule mechanics: piconewton forces and nanometre stepps. Nature; 368: 113–9.

6 Iversen S, Iversen L, Saper CB (2000). The autonomic nervous system and the hypothalamus. In: Kandel ER, Schwartz JH, Jessell TM (eds). Principles of Neural Science. 4th ed. New York: McGraw-Hill (Health Professions Division); 960–97.
7 Klimaschewski L (2002). Autonomes Nervensystem. In: Schmidt RF, Unsicker K (Hrsg). Lehrbuch der Vorklinik, Teil C. Köln: Deutscher Ärzte-Verlag; 103–23.
8 Labeit S, Kolmerer B, Linke WA (1997). The giant protein titin. Emerging roles in physiology and pathophysiology. Circ Res; 80(2): 290–4.
9 Levick JR (1995). An Introduction to Cardiovascular Physiology. 2nd ed. Oxford: Butterworth-Heinemann.
10 Malik FI, Hartman JJ, Elias KA, Morgan BP et al. (2011). Cardiac myosin activation: a potential therapeutic approach for systolic heart failure. Science; 331: 1439–43.
11 Opie LH (1998). The Heart. Physiology, from Cell to Circulation. 3rd ed. Philadelphia, New York: Lippicott-Raven.
12 Piper HM (2003). Herz. In: Schmidt RF, Unsicker K (Hrsg). Lehrbuch der Vorklinik, Teil C. Köln: Deutscher Ärzte-Verlag; 139–78.
13 Ringer S (1883). A further contribution regarding the influence of the different constitutions of the blood on the contraction of the heart. J Physiol; 4: 29–42.
14 Rüegg JC (1986). Effects of new inotropic agents on the Calcium sensitivity of contractile proteins. Circulation 73, Suppl III: 78–84.
15 Rüegg JC (1992). Calcium in Muscle Contraction. Cellular and Molecular Physiology. 2nd ed. Berlin, Heidelberg: Springer.
16 Rüegg JC (1993). Kalziumschalter im Herzmuskel. Ruperto Carola; 3; 12–7.
17 Rüegg JC (2011). Gehirn, Psyche und Körper. Neurobiologie von Psychosomatik und Psychotherapie. 5. Aufl. Stuttgart: Schattauer.

4 Die sensible Pumpe

Wie Emotionen das Herz erschüttern

Das Herz des Menschen ist eine rastlos und unermüdlich arbeitende biologische Pumpe. Während eines langen Lebens kontrahiert es etwa 2–3 Milliarden Mal, und dabei transformieren die Herzmuskelzellen die in Fetten und Glukose enthaltenen „Kalorien“ in Wärme und mechanische Energie – Kraft und Bewegung (s. Kap. 3). Aber: Ist unser Herz wirklich nichts anderes als eine Blut pumpende Biomaschine? Ist es nicht auch ein Organ, das sensibel auf seelisches Erleben reagiert – etwa wenn wir uns von ganzem Herzen freuen oder uns ängstigen und dabei Herzklopfen haben?

Denken wir an Prüfungsangst. So mancher Student kennt dieses Gefühl aus einer mündlichen Prüfung: Das Herz pocht, „schlägt gar bis zum Hals“, der Puls ist deutlich erhöht. Medizinstudenten im Physiologiepraktikum der Universität zu Köln konnten dies in einem psychophysiologischen Experiment am eigenen Leib erfahren, berichtete der Kölner Psychosomatiker Karl Köhle (8). Sie wurden zunächst instruiert, sich zu entspannen, dann aber mit Hilfe eines von einem Hypnotherapeuten besprochenen Tonbandes durch eine recht unangenehme Prüfungssituation geführt. Abschließend durften sie sich wieder entspannen. Das Versuchsergeb-

nis: Der Puls war während der imaginierten Prüfungssituation bei den ängstlichen Versuchsteilnehmern deutlich erhöht; aber nur bei diesen. Wer während der Imaginationsphase keine Angst empfand, der hatte auch keinen erhöhten Puls. Aber es kann auch anders kommen: Vor Angst und Schrecken kann einem auch das „Herz beinahe stillstehen“, wie der Volksmund sagt. Das illustriert eine Begebenheit, von der Thure von Uexküll (1908–2004) erzählte. Als junger Arzt hatte der später berühmte Psychosomatik-Forscher in der klinischen Vorlesung einen Patienten mit einer an sich harmlosen Milzschwellung vorgestellt; aber statt von Milzvergrößerung zu sprechen, benutzte er den medizinischen Fachjargon „Milztumor“ – ohne zu bedenken, dass das Wort „Tumor“ auch für „Krebs“ verwendet wird. Der Patient erschrak; er hatte das Wort in diesem Sinne (miss)verstanden, als Todesurteil aufgefasst und war noch während der Untersuchung mit einem Kreislaufkollaps bewusstlos zusammengebrochen (24).
Dass Gefühle das Herz höher schlagen lassen, wissen Verliebte und Musikliebhaber. Österreichische Psychologen hatten untersucht, wie das Herz des weltberühmten Dirigenten Herbert von Karajan auf all seine vielen Aktivitäten reagiert. Die größten Schwankungen des Pulses haben sie verzeichnen können, wenn er eine besonders gefühlsgeladene Passage der dritten Leonoren-Ouvertüre von Ludwig van Beethoven dirigierte, schreibt David Servan-Schreiber in seinem Bestseller *„Die neue Medizin der Emotionen“*. Es genügte, dass der Maestro

diese Takte hörte, und schon konnte man die gleiche Erhöhung der Pulsfrequenz beobachten. Andere Passagen der Ouvertüre seien zwar für den Dirigenten körperlich viel anstrengender gewesen, doch hätten sie die Herzfrequenz nur wenig beeinflusst. Genauso wenig wie viele seiner anderen Aktivitäten, etwa wenn er als Pilot sein eigenes Flugzeug steuerte, zur Landung ansetzte oder einen Fehlstart hinlegte (20).

Wie stark Gefühle auf das Herz einwirken können, kommt in einigen Redewendungen zum Ausdruck. So kann einem – wie gesagt – „vor Schreck das Herz stillstehen“. Nach einer Kränkung, einer psychischen Verletzung können wir „tief im Herzen getroffen sein“, und bei Trauer wird uns „schwer ums Herz“. Doch wenn der Kummer verschwunden ist, „fällt uns ein Stein vom Herzen“, und es „schlägt höher“ und „hüpft vor Freude“, wie der Volksmund sagt. Doch gar nicht so selten pocht und schmerzt das Herz, wenn man sich aufregt oder tief gekränkt ist. Solch seelisches Herzleid hat Goethe in seiner Ode „An Mignon“ einfühlsam nachempfunden:

(...)
Kaum will mir die Nacht noch frommen,
Denn die Träume selber kommen
Nun in trauriger Gestalt,
Und ich fühle dieser Schmerzen,
Still im Herzen
Heimlich bildende Gewalt.
(...)

Niemand ahnet, daß von Schmerzen
Herz im Herzen
Grimmig mir zerrissen ist.
(...)

Goethes Mignon stirbt an enttäuschter Liebe. Der Schweizer Kardiologe Frank Nager glaubt „auf Grund der einprägsamen Schilderung im *Wilhelm Meister* Koronarspasmen, eine Prinzmetal-Angina, diagnostizieren zu können" (11). Bei dieser Herzerkrankung entstehen aufgrund von „nervösen" (spastischen) Verengungen der Herzkranzgefäße die für eine Angina pectoris typischen, bis in die linke Schulter ausstrahlenden Herzschmerzen.

Wenn aber Herzkranke einen drückenden, beklemmenden Schmerz in der Brust und im Herzen verspüren oder gar ihr schlagendes Herz spüren und dabei große Angst empfinden, so heißt das noch lange nicht, dass solche Gefühle *aus* dem Herzen kommen müssen, wie viele meinen. Das wusste schon Descartes (1596–1650): Nein, sagte der große Philosoph, Gefühle wie Liebe, Hass, Angst und Schmerz entstehen im Gehirn, dem Sitz des Bewusstseins – und nicht im Herzen (wie Aristoteles glaubte). In Descartes' Werk *„Die Leidenschaften der Seele"* steht explizit:

„Das Herz ist nicht der Sitz der Leidenschaften. (...) Was die Meinung derjenigen betrifft, die denken, daß die Seele die Leidenschaften aus dem Herzen erhalte, so ist sie nicht weiter der Beachtung wert. Denn sie ist allein darauf gegründet, daß die Leidenschaften (im Herzen)

gewisse Veränderungen empfinden lassen. Es ist leicht festzustellen, daß diese Veränderungen gleichsam im Herzen nur mittels eines kleinen Nervenstrangs empfunden werden, der vom Hirn ins Herz herabreicht, so wie (bei einer schmerzhaften Verletzung des Fußes) der Schmerz gleichsam im Fuß empfunden wird mittels der Fußnerven.“ (5, S. 55)

Die Herz-Hirn-Achse

Forschungsergebnisse unserer Zeit geben Descartes recht. Im Herzmuskel gibt es nämlich nicht nur sympathische und parasympathische Nerven, sondern auch sensible Nervenfasern, die Schmerzempfindungen im Herzen vermitteln. Sie reagieren besonders sensibel auf Adenosin. Dieser chemische Schmerzauslöser wird bei Minderdurchblutung des Herzmuskels (Myokardischämie) freigesetzt, beispielsweise – nach strukturellen Veränderungen der Herzkranzgefäße (Koronarsklerose) – bei Aufregungen. Die aus dem emotional erregt schlagenden Herzen kommenden Schmerzsignale werden durch die sensorischen Nervenfasern zum Rückenmark und dann über „Zubringernerven“ (afferente Neuronen) dem Gehirn zugeleitet. Dort werden die Schmerzen wahrgenommen und ins Herz lokalisiert. Sie können aber auch von der Herzgegend bis in die linke Schulter ausstrahlen und dann von einem Schmerz im linken Oberarm nicht mehr sicher unterschieden werden. Anscheinend projizieren die „Schmerzsensoren" im Herz über ihre Nervenfasern auf dieselben afferenten Neuronen im Rückenmark wie die Schmerzrezeptoren (Nozizeptoren) im Bereich des linken Schultergürtels (13).

Nicht nur Durchblutungsstörungen, auch andere Veränderungen des Herzens (beispielsweise Herzrhythmusstörungen) erregen sensible Nervenfasern und machen sich auf diese Weise im Gehirn bemerkbar. Dabei wird insbesondere die Inselrinde aktiviert (3), aber auch der Gyrus cinguli und Teile des Stirnhirns (14). Das verändert die Hirnströme, und die Betroffenen spüren ihr Herz, das „Herzklopfen", und das macht ihnen Angst (7). Umgekehrt verursacht die Angst selbst Herzklopfen, wie Richard Davidson und Kollegen mit bildgebenden Verfahren zeigten – zum Beispiel jene Angst, die in Erwartung eines elektrischen Schocks entsteht. Das Herz pocht dann mit aller Kraft, und zwar bedingt durch die Aktivierung von Sympathikus und limbischem System – insbesondere von Amygdala, Insula und präfrontalem Kortex (4). Vermutlich wirkt auch die Angst vor einer bevorstehenden Prüfung auf diese Weise. Wie wir sahen, kann sich der Puls prüfungsängstlicher Studenten schon allein dadurch erhöhen, dass sie sich im Geist ein bevorstehendes Examen vorstellen (8, 19). Sogar die Weite der Herzkranzgefäße lässt sich durch die Kraft der Vorstellung bzw. durch (verbale) Suggestion verändern (16).

Zwischen Hirn und Herz besteht also eine psychosomatische Wechselbeziehung. Zum einen können Emotionen wie Angst und Schrecken auf das Herz einwirken und beispielsweise Herzklopfen und Herzrasen auslösen. Manchen Menschen bricht es sogar – bildlich gesprochen – bei Herzleid fast das Herz; so wie Mignon in Goethes Gedicht. Zum anderen wirken Herzklopfen oder Herzrhythmusstörungen auf Hirn und Psyche zurück. Dadurch können sie bereits bestehende Angstempfindungen sowie Schmerz und Leiden verstärken. Es ist ein Teufelskreis.

Somit wird nun aber auch vorstellbar, warum zum Beispiel in einem ängstlich angespannten Zustand allein schon die Normalisierung der durch Emotionen erhöhten Herzfrequenz durch bestimmte Medikamente (so genannte Betablocker) beruhigend wirken kann. Und auch, warum eine solche Beruhigung des Einzelnen ebenso durch Autogenes Training oder Funktionelle Entspannung entstehen kann – gerade im Rahmen einer auf den Körper bezogenen Psychotherapie bei Herzleiden, die auf psychische Ursachen zurückzuführen sind (6).

„Gebrochene Herzen“

Kränkungen und andere psychische Verwundungen können manche Menschen krank machen, herzkrank, insbesondere, wenn sie den Kummer einfach „herunterschlucken“, wie der Volksmund sagt. Schon William Shakespeare (Macbeth, 4. Aufzug, 3. Szene; 21) wusste: *„Gib Worte deinem Schmerz; Gram, der nicht spricht, presst das beladne Herz, bis daß es bricht.“*

Tatsächlich „bricht" es manchen Menschen bei seelischem Schmerz und massivem emotionalem Stress fast das Herz – nicht nur metaphorisch: Sie leiden am bereits in Kapitel 1 erwähnten Broken-Heart-Syndrom, also am Krankheitsbild des „gebrochenen Herzens". Dies ist eine Herzmuskelerkrankung, die auch als „Stress-Kardiomyopathie" bezeichnet wird. Davon betroffen sind meist etwas ältere Frauen nach der Menopause, nachdem sie großes Leid erfuhren, etwa den plötzlichen Tod des vertrauten Partners (22). So erging es einer etwa 70-jährigen Frau nach einem Trauerfall in der Familie. In den Wochen danach habe sie sich lustlos, „enorm gestresst" und schwach gefühlt, und schon die kleinste Anstrengung habe sie außer Atem gebracht, wie sie erzählte. Eines Tages verspürte sie dann urplötzlich starke Schmerzen in der Brust, die bis in die Arme ausstrahlten. Ihr Herz pochte gewaltig, sie hatte Atemnot, bekam keine Luft und fürchtete um ihr Leben. Zunächst hatte der Arzt – nicht überraschend – einen Herzinfarkt vermutet, zumal die im so genannten Troponintest erfassten Blutwerte leicht erhöht waren und das EKG schon ohne jede körperliche Belastung alle Anzeichen einer akuten Durchblutungsstörung der Herzmuskulatur aufwies, also einer Ischämie des Myokards. Zum Glück gab die sofort veranlasste Untersuchung der Herzkranzgefäße Entwarnung: Von einer Verengung oder gar Verstopfung der Herzkranzgefäße keine Spur! Die Wände der Koronararterien erschienen glatt und ohne jedes Anzeichen von Arteriosklerose. Wie die anschließend durchgeführte Echokardiographie verriet, lag die Pumpleistung des Herzens noch knapp „im grünen Bereich", und die Muskulatur der Herzbasis arbeitete kräftig und zuverlässig. Andererseits hatte sich die Herzspitze nur wenig bewegt; sie war wie betäubt und ballonförmig geweitet. Und das ist ganz typisch für das Broken-Heart-Syndrom (17). Man nennt die ballonförmige Erweiterung der Herzspitze „apikale Ballonierung", und sie gilt als typisches Merkmal einer Stress-Kardiomyopathie (27) bzw. einer Tako-Tsubo-Kardiomyopathie (25). Dieser letzte Begriff hat eine Geschichte: Die japanischen Erstbeschreiber nannten die Herzerkrankung Tako-Tsubo-Kardiomyopathie, weil die im Bereich der Herzspitze geweitete linke Herzkammer einem krugförmigen Gefäß mit kurzem Hals (Tako-Tsubo) gleicht, das japanischen Fischern als Falle für Tintenfische dient. Die Kammer ist ausgebuchtet, ihre äußere Wand wirkt wie ausgebeult. Denn die Muskulatur ist geschwächt, ja geradezu schlaff; und so gibt sie dem Druck des Blutes einfach nach, wenn sich das Herz in der Systole zusammenzieht und das Blut in die Aorta schleudert. Und deshalb sinkt in der Regel die Pumpleistung des Herzens. Brustschmerzen, Atemnot und sogar Blutdruckabfall können dann die Folgen sein – genau wie bei einem Herzinfarkt, jedoch ohne die entsprechenden strukturellen Veränderungen größerer Gewebebezirke und Nekrosen. Die Herzkranzgefäße sind nicht blockiert. Es handelt sich vielmehr um eine vorübergehende Herzschwäche, einen (reversiblen) Schockzustand, der sich – im Gegensatz zum Herzinfarkt – oftmals in wenigen Tagen oder Wochen spontan bessert.

Stressbedingte Herzschwäche

Freilich kann eine Tako-Tsubo-Kardiomyopathie nicht nur durch Trauer, sondern auch durch Angst und massiven Stress ausgelöst werden, beispielsweise nach Naturkatastrophen. So berichteten Hiroshi Watanabe und Kollegen, dass im Spätherbst 2004 – nach einem schweren Erdbeben der Stärke 6,8 – in der japanischen Stadt Niigata 25 Menschen an einer Tako-Tsubo-Kardiomyopathie erkrankten, im Jahr davor jedoch kein einziger (26). Was aber verursacht diese Art von Herzschwäche? Sind es spastische Verengungen der kleinsten Blutgefäße in bestimmten Bezirken der Herzspitze, die deren Durchblutung behindern? Oder Stresshormone?

Wenn emotional gestresste Menschen an einer Stress-Kardiomyopathie leiden, werden Herz und Kreislauf tagelang mit Stresshormonen wie Adrenalin und Noradrenalin überflutet; die Blutwerte erhöhen sich bedrohlich. Gerade dies schwächt die Herzmuskulatur, insbesondere im Bereich der Herzspitze (2). Der Beweis: Eine vorübergehende Herzschwäche und die typische Ausbuchtung der linken Herzkammer sowie alle anderen Symptome der Stress-Kardiomyopathie können bei empfindlichen Menschen schon in weniger als 24 Stunden hervorgerufen werden, wenn Ärzte versehentlich zu viel Adrenalin

in die Venen spritzen – oder Herzmittel wie Dobutamin, die mit denselben molekularen Rezeptoren reagieren wie Adrenalin. Es handelt sich um die so genannten Betarezeptoren, und Fachleute sprechen daher von einer „beta-adrenergen Wirkung". Offensichtlich ist die exzessive Aktivierung der kardialen Betarezeptoren durch Katecholamine wie Adrenalin, Noradrenalin oder Doputamin die unmittelbare Ursache der Stress-Kardiomyopathie, folgert der Herzforscher Jakob Abraham von der Johns Hopkins University. Und anscheinend trifft es vor allem deshalb die Herzspitze, weil diese besonders reich an Betarezeptoren ist. Das Fazit der Herzforscher: In Überdosis wirken Katecholamine toxisch (1).
Verständlicherweise können daher die Symptome der Stress-Kardiomyopathie auch durch andere Leiden hervorgerufen werden, die einen massiven Anstieg der Blutwerte von Katecholaminen wie Adrenalin und Noradrenalin zur Folge haben – beispielsweise durch Tumoren in den Nebennieren, so genannte Phaeochromocytome. Sie verursachen eine enorme Produktion von Adrenalin und Noradrenalin im Mark der Nebennieren und damit natürlich auch einen massiven Anstieg der Blutwerte dieser Hormone. Dann kann es zu einer verhängnisvollen Überaktivierung der Betarezeptoren des Herzens kommen.

Letzteres ist sogar nach einer Hirnblutung (Apoplexie) möglich, wenn sich die Blutflüssigkeit in den Raum zwischen den Hirnhäuten ergießt. Solche „subarachnoidalen" Blutungen rufen nicht nur schlagartig einsetzende

Kopfschmerzen und andere neurologische Symptome hervor, sondern – bei einem Drittel der Betroffenen – auch eine temporäre Herzschwäche, eine neurologisch bedingte Stress-Kardiomyopathie (2). Sie weist alle typischen Merkmale auf, nämlich Veränderungen im EKG und ballonförmige Erweiterungen an der Herzspitze. Auch Neurologen sprechen dann von einer „apikalen Ballonierung" (9). Und sie vermuten, dass durch die Hirnblutung – genau wie bei starkem emotionalem Stress – Hirnstrukturen des limbischen Systems erregt werden, die den Sympathikus aktivieren, vor allem (rechte) Insula und Amygdala (Abb. 4.1). Infolgedessen erhöht sich die Frequenz elektrischer Impulse, d.h. der Aktionspotenziale, die in Salven von den Nervenzellen des Sympathikus im Rückenmark gleichsam abgefeuert und dann entlang der sympathischen Nervenfasern zum Herzen, aber auch zur Muskulatur in der Wand der Blutgefäße fortgeleitet werden. Von ihren peripheren Endigungen setzen die erregten – „feuernden" – sympathischen Nervenfasern den Überträgerstoff Noradrenalin frei, und zwar umso mehr, je höher die Frequenz der Nervenimpulse ist. An den kleinsten Gefäßen des Herzens kann der Überträgerstoff vorübergehende Verengungen auslösen, so genannte Gefäßspasmen; in der Herzmuskulatur (Myokard) reagiert er mit den schon erwähnten Betarezeptoren, also mit denselben molekularen Bindungsplätzen wie das Stresshormon Adrenalin (2, 9). Wie die emotional ausgelöste Tako-Tsubo-Kardiomyopathie entsteht diese neurologisch bedingte

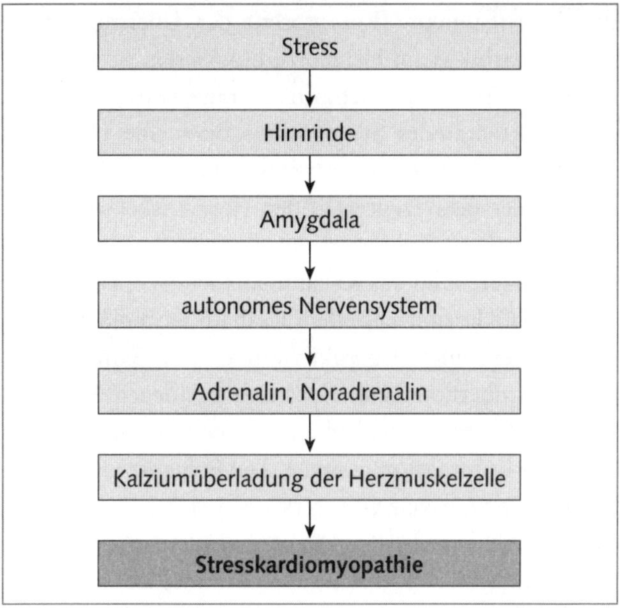

Abb. 4.1 Die Hirn-Herz-Connection bei Stresskardiomyopathie (Tako-Tsubo-Kardiomyopathie) (mod. nach 2). Massiver Stress oder strukturelle Hirnschäden (nach Hirnschlag) aktivieren die Hirnrinde in der (rechten) Insula, die Amygdala und das autonome Nervensystem. Dies kann zu einer massiven Erhöhung der Blutwerte von Adrenalin und Noradrenalin führen und letztlich zu einer (toxischen) Kalziumüberladung der Herzmuskelzellen.

Herzschwäche aufgrund einer übermäßig starken, tagelang anhaltenden Einwirkung des Sympathikus bzw. seiner Überträgerstoffe auf die Betarezeptoren. Ärzte versuchen deshalb, die destruktive Wirkung des Sympathikus abzuschwächen; sie verschreiben Betablocker, um damit

die Angriffspunkte (Rezeptoren) der Überträgerstoffe des Sympathikus am Herzen zu blockieren.
Allerdings ist es eine noch offene Frage, warum die allzu große Aktivität des Sympathikus oder eine Überdosis von Adrenalin oder Noradrenalin (bzw. eine Überaktivierung der Betarezeptoren) den Herzmuskel schwächt. Wie wir sahen, mobilisiert der Sympathikusüberträgerstoff Noradrenalin das Kalzium aus seinen Speicherplätzen in den Herzmuskelzellen. Deshalb wird die Zellflüssigkeit bei einer Überaktivierung des Sympathikus geradezu überflutet von elektrisch geladenen Kalziumteilchen (Kalziumionen), die dann die kontraktilen Proteine zur Kontraktion anregen. Die Folge ist klar: Nicht wenige Herzmuskelzellen verkürzen sich so stark, dass sie nicht mehr erschlaffen können; sie bleiben verkrampft – „kontrahiert“ – und bilden so genannte Kontraktionsbänder. Und einige werden sogar „nekrotisch“, sterben also ab. Kardiologen sprechen von einer „contraction band necrosis“ (2, 9). Sie gilt – neben spastischen Verengungen kleinster Blutgefäße der Herzwand und krankhafter Veränderungen intrazellulärer Proteine – auf zellulärer Ebene als eine der Hauptursachen der Herzschwäche beim Krankheitsbild des „gebrochenen Herzens“, also der Stress- oder Tako-Tsubo-Kardiomyopathie (12).
Weitaus die meisten dieser Patientinnen haben allerdings „Glück im Unglück“ wenn ihr Arzt „nur“ eine Stress-Kardiomyopathie diagnostiziert und schwerwiegendere Erkrankungen wie Angina pectoris oder Herzinfarkt

ausschließt – und wenn er versichert, dass die durch Trauer und Stress bedingte Herzschwäche meist innerhalb von Tagen oder Wochen von selbst heile. Die beruhigenden Worte nehmen den Betroffenen – meist ältere Frauen – die Ängste und tragen zur schnellen Heilung bei. Aber es kann manchmal auch anders kommen, sogar zu einer potenziell tödlichen Herzschwäche. In einer Studie von 70 Patientinnen mit Tako-Tsubo-Kardiomyopathie erlebten immerhin neun Betroffene einen kardiogenen Schockzustand, drei litten unter anhaltendem Herzflimmern (ventrikuläre Arrythmien), und eine Person verstarb aufgrund von Herzversagen (15). Sollten nämlich – wie bei der Koronaren Herzkrankheit – die Herzkranzgefäße bereits „verkalkt" sein, so kann der massive emotionale Stress unter Umständen sehr wohl eine ernsthafte Herzattacke auslösen. Warum ist das so? Bei Stress benötigt das schnell schlagende Herz mehr Sauerstoff, der ihm auf dem Blutweg durch die Herzkranzgefäße (Koronararterien) in ausreichenden Mengen zugeführt werden muss. Deshalb sollten diese Blutgefäße weiter werden. Doch statt sich zu erweitern verengen sich die Gefäße bei Stress, wenn sie infolge einer Koronaren Herzerkrankung bereits beschädigt sind, sagt der bekannte Stressforscher Robert Sapolsky (18). Infolgedessen werden Teile des Herzmuskelgewebes vorübergehend nicht ausreichend durchblutet bzw. „ischämisch". Die kurzen Herzattacken sind oft schmerzlos, sie können jedoch auch die für Angina pectoris typischen – in den linken Oberarm ausstrahlenden – Schmerzen oder gar einen

Herzinfarkt auslösen (23). Wer einen geliebten Menschen verliert, dem „bricht“ das Herz also oft nicht nur metaphorisch, er hat in den ersten Wochen der Trauerzeit ein bis auf das 6-Fache erhöhtes Infarktrisiko (10). Wie wir im nächsten Kapitel sehen werden, verändern Durchblutungsstörungen des Herzens den im EKG erfassbaren elektrischen Stromfluss. Dadurch lösen sie gar nicht so selten maligne (ventrikuläre) Herzrhythmusstörungen und schlimmstenfalls das – meist tödliche – Herzflimmern (Kammerflimmern) aus.

Literatur

1 Abraham J, Mudd JO, Kapur NK, Klein K, Champion HC, Wittstein IS (2009). Stress cardiomyopathy after intravenous administration of catecholamines and beta-receptor agonists. J Am Coll Cardiol; 53: 1320–5.

2 Bybee KA, Prasad A (2008). Stress-related cardiomyopathy syndromes. Circulation; 118: 397–409.

3 Critchley HD, Wiens S, Rotshtein P, Ohman A, Dolan RJ (2004). Neural systems supporting interoceptive awareness. Nat Neurosci; 7: 189–95.

4 Dalton KM, Kalin NH, Grist TM, Davidson RJ (2005). Neural-cardiac coupling in threat-evoked anxiety. J Cogn Neurosci; 17: 969–80.

5 Descartes R (1984). Die Leidenschaften der Seele (Les Passions de l’âme, 1649). Hamburg: Felix Meiner Verlag.

6 Gottwald C (2006). Neurobiologische Perspektiven zur Körperpsychotherapie. In: Marlock G, Weiss H (Hrsg). Handbuch der Körperpsychotherapie. Stuttgart, New York: Schattauer; 119–37.

7 Gray MA, Taggart P, Sutton PM, Groves D, Holdright DR, Bradbury D, Brull D, Critchley HD (2007). A cortical potential reflecting cardiac function. Proc Natl Acad Sci USA; 104: 6818–23.

8 Köhle K, Koerfer A, Thomas W, Schaefer A, Sonntag B, Obliers R (2003). Integrierte Psychosomatik: Beiträge zu einer Reform des Medizinstudiums. Psychother Psychosom Med Psychol; 53: 65–70.

9 Lee VH, Oh JK, Mulvagh SL, Wijdicks EF (2006). Mechanisms in neurogenic stress cardiomyopathy after aneurysmal subarachnoid hemorrhage. Neurocrit Care; 5(3): 243–9.

10 Mostofsky E, Maclure M, Sherwood JB, Tofler GH, Muller JE, Mittleman MA (2012). Risk of acute myocardial infarction after death of a significant person in one's life: the determinants of MI Onset Study. Circulation; 125: 491–6.

11 Nager F (1993). Das Herz als Symbol. Basel: Éditiones Roche.

12 Nef HM, Möllmann H, Akashi YJ, Hamm CW (2010). Mechanisms of stress (Takotsubo) cardiomyopathy. Nat Rev Cardiol; 7: 187–93.

13 Piper HM (2003). Herz. In: Schmidt RF, Unsicker K (Hrsg). Lehrbuch der Vorklinik, Teil C. Köln: Deutscher Ärzte-Verlag; 139–78.

14 Pollatos O, Schandry R, Auer DP, Kaufmann C (2007). Brain structures mediating cardiovascular arousal and interoceptive awareness. Brain Res; 1141: 178–87.

15 Regnante RA, Zuzek RW, Weinsier SB, Latif SR, Linsky RA, Ahmed HN, Sadiq I (2009). Clinical characteristics and four year outcomes of patients in the Rhode Island Takotsubo Cardiomyopathy Registry. Am J Cardiol; 103: 1015–9.

16 Ronel J, Mehilli J, Ladwig KH, Blättler H, Oversohl N, Byrne RA, Bauer A et al. (2011). Effects of verbal suggestion on coronary arteries: results of a randomized controlled experimental investigation during coronary angiography. Am Heart J; 162: 507–11.

17 Rüegg JC (2007). Gebrochene Herzen. Psychologie Heute; 10: 52–3.

18 Sapolsky RM (1998). Why Zebras don't get Ulcers: An Updated Guide to Stress, Stress-Related Diseases, and Coping. New York: W.H. Freeman and Company.

19 Schaefer A, Scherer P, Kleinebeckel D, Pfitzer G, Köhle K (2001). Psychophysiologie der Prüfungsangst – eine interdisziplinäre Unterrichtseinheit im vorklinischen „Praktikum Physiologie". Med Ausbild; 18: 49–50.

20 Servan-Schreiber D (2006). Die neue Medizin der Emotionen. 8. Aufl. München: Wilhelm Goldmann Verlag.

21 Shakespeare W (1943). Macbeth, 4. Aufzug 3. Szene. In: Shakespeares dramatische Werke, übers. v. Schlegel AW v, Tieck L. Bd. 2. Basel: Birkhäuser.

22 Sharkey SW, Lesser JR, Zenovich AG, Maron MS, Lindberg J, Longe TF, Maron BJ (2005). Acute and reversible cardiomyopathy provoked by stress in women from the United States. Circulation; 111: 472–9.

23 Strike PC, Steptoe A (2005). Behavioral and emotional triggers of acute coronary syndromes: a systematic review and critique. Psychosom Med; 67: 179–86.

24 Uexküll T v (1986). Geleitwort. In: Verres R. Krebs und Angst. Subjektive Theorien von Laien über Entstehung, Vorsorge, Früherkennung, Behandlung und die psychosozialen Folgen von Krebserkrankungen. Berlin, Heidelberg, New York: Springer; V–XIII.

25 Ueyama T, Kasamatsu K, Hano T, Yamamoto K, Tsuruo Y, Nishio I (2002). Emotional stress induces transient left ventricular hypocontraction in the rat via activation of cardiac adrenoceptors: a possible animal model of "tako-tsubo" cardiomyopathy. Circ J; 66: 712–3.

26 Watanabe H, Kodama M, Okura Y et al. (2005). Impact of earthquakes on Takotsubo cardiomyopathy. JAMA; 294: 305–7.

27 Wittstein IS, Thiemann DR, Lima JA, Baughman KL, Schulman SP, Gerstenblith G, Wu KC, Rade JJ, Bivalacqua TJ, Champion HC (2005). Neurohumoral features of myocardial stunning due to sudden emotional stress. N Engl J Med; 352: 539–48.

5 Herzattacken

Stress und Ärger gehen zu Herzen

Ein Schock. Erschüttert erfahre ich vom plötzlichen Herztod eines amerikanischen Kollegen. Mitten in einem aufregenden Telefongespräch sei er plötzlich verstummt und tot zusammengebrochen. Wie kann das sein? Können starke Emotionen und psychischer Stress wirklich zum Sekundenherztod führen? Bernard Lown, der Erfinder des Defibrillators, postuliert dies seit langem (24). Viele seiner Patienten, die nach einem Herzstillstand wiederbelebt wurden oder lebensbedrohliche Herzrhythmusstörungen überstanden, hatten in den Stunden vor der Herzattacke akuten psychischen Stress, vor allem Ärger (32). Dass Kammerflimmern und (ventrikuläre) Extrasystolen nach seelischem Stress gehäuft auftreten können, zeigen aktuelle Studien (22, 23). So registrierten amerikanische Kardiologen in den Wochen nach der Zerstörung des World Trade Centers am 9. September 2001 mehr als doppelt so viele lebensgefährliche Herzrhythmusstörungen wie in den Monaten davor (40).

Herzflimmern

Besonders gefährdet sind Patienten, bei denen die Herzkranzgefäße durch Arteriosklerose beschädigt sind (36). Wenn Menschen an einer Koronaren Herzkrankheit leiden, bewirken mentaler Stress und Ärger eine vorübergehende (transiente) Verengung der Kranzgefäße. Darüber hinaus kommt es nicht selten auch zum berüchtigten Herzkammerflimmern (22, 37). Die einzelnen Muskelfasern der Herzkammern pulsieren nicht mehr regelmäßig; sie zucken chaotisch durcheinander und zudem viel zu schnell (über 300-mal pro Minute). Der Puls ist nicht zu fühlen, das Herz zittert, statt Blut zu pumpen (s. Kap. 2). Infolgedessen bekommt das Gehirn keinen Sauerstoff. Der Herz-Patient wird nach einigen Sekunden bewusstlos und stirbt innerhalb weniger Minuten, sofern sein Herz nicht rechtzeitig durch Herzmassage oder – noch besser – durch die gezielten intensiven Stromstöße eines Defibrillators wieder in den richtigen Takt gelangt.
Ähnliche Stressreaktionen sind auch in Versuchen an Tieren gesehen worden. Um beim Hund eine Koronare Herzkrankheit zu simulieren, blockierten die amerikanischen Kardiologen Richard Verrier und Bernard Lown ein Herzkranzgefäß (49). Dem operierten Tier wurde erst Futter vorgesetzt, dann aber verweigert. Es ärgerte sich, weil es auch noch zusehen musste, wie andere Hunde aus dem Futternapf fressen durften. Und dann geschah es: Sein Herz fing an zu flimmern. Und die Blutwerte von Noradrenalin erhöhten sich, ein sicheres

Anzeichen einer Sympathikusaktivierung. Wurden aber die zum Herzen führenden Sympathikusfasern durchschnitten, blieben all diese Reaktionen aus (47). Und so wie beim Hund geht offenbar auch beim gestressten, herzkranken Menschen dem Kammerflimmern eine Aktivierung des Sympathikus voraus. Gleichzeitig ist die neuronale Aktivität des Gegenspielers Parasympathikus (bzw. Vagus) reduziert (37).

Wie können Ärger und andere Emotionen eine Überaktivierung des Sympathikus mit all seinen Folgen für das kranke Herz hervorbringen? Schon in den 1990er Jahren untersuchte der amerikanische Herzforscher James E. Skinner an Schweinen, inwiefern einzelne Hirnregionen bei der Entstehung eines Herzflimmerns eine Rolle spielen könnten (38). Dazu verschloss er jeweils ein Herzkranzgefäß, um den Zustand eines Patienten mit Koronarer Herzkrankheit zu simulieren. Dann implantierte er bei einigen seiner Versuchstiere im Gehirn Kühlelemente. Damit blockierte er diejenigen Nervenleitungen, die vom Stirnhirn zur Amygdala und von da zum Hypothalamus und zum Hirnstamm verlaufen. Wurden die Tiere der Kontrollgruppe gestresst, so verursachte dies ein meist tödliches Kammerflimmern. Die Schweine mit Kälteblockade der Nerven blieben hingegen verschont. Umgekehrt löste die elektrische Reizung bestimmter Hirnregionen des Stirnhirns bei den Tieren Herzjagen, aber auch Rhythmusstörungen aus, bis hin zum plötzlichen Herztod.

Diese Resultate ließen Skinner vermuten, dass die Rinde des Stirnhirns und dessen Verbindungen zum Mandelkern

(Amygdala) und zum Sympathikus maßgeblich an der Auslösung des Kammerflimmerns beteiligt sind (11). Und in der Tat konnte er durch elektrische Reizung des Sympathikus oder bestimmter Regionen des Frontallappens Herzjagen, aber auch Arrhythmien der Herzkammern, ja sogar den plötzlichen Herztod durch Kammerflimmern auslösen. Wird aber die Wirkung des Sympathikus auf das Herz blockiert, etwa durch den Betablocker Propranolol, so wird dieser arrhythmische Effekt verhindert. Propranolol wirkt dabei allerdings nicht nur auf die Betarezeptoren im Herzen, sondern auch auf Rezeptoren in der Hirnrinde und in der Amygdala (19, 31). Anscheinend ist die das Herz schützende Wirkung des Betablockers nicht nur der bekannten Wirkung auf die Betarezeptoren des Herzmuskels zuzuschreiben, sondern auch seinem dämpfenden Einfluss auf das Gehirn (38).

Nun möchte man aber gerne wissen, ob die in Versuchen an Tieren erforschten Mechanismen auch für das Herz des Menschen von Bedeutung sind. Wie der Kardiologe Peter H. Stone und seine Kollegen von der Harvard Medical School herausfanden, kann psychischer Stress eine Verengung der Herzkranzgefäße bzw. eine Myokardischämie hervorrufen, und dieser Effekt ist bei Personen mit Koronarer Herzkrankheit viel stärker ausgeprägt als bei Herzgesunden (41). Woran mag das liegen? Warum reagieren Herzkranke so intensiv auf mentalen Stress, auf schnelles Kopfrechnen beispielsweise?

Anscheinend aktivieren bei Menschen, die an einer Koronaren Herzkrankheit leiden, psychischer Stress und

Ärger bestimmte Regionen des limbischen Systems besonders stark (39). Betroffen ist vor allem die rechte Hirnhemisphäre, und hier insbesondere der vordere (anteriore) Teil des Gyrus cinguli (ACC, s. Abb. 1.1, S. 10) und die Insula, eine in der Tiefe zwischen Frontal- und Schläfenlappen gelegener Teil der Hirnrinde (44). All diese Regionen beeinflussen über Hypothalamus und Hirnstamm den Sympathikus. Und wie wir sahen, kann dessen Aktivierung nicht nur Herzjagen erzeugen, sondern auch Durchblutungsstörungen der Herzmuskulatur und potenziell tödliche Herzrhythmusstörungen hervorrufen (37, 44).

Koronare Herzerkrankung und Angina pectoris

Unbestritten spielen maligne Herzrhythmusstörungen eine entscheidende Rolle beim plötzlichen Herztod, an dem in Deutschland jährlich weit über 100 000 Menschen sterben. Die meisten von ihnen litten zuvor an einer Koronaren Herzkrankheit (KHK), einer „Verkalkung“ (Arteriosklerose) der Herzkranzgefäße (2). Sie beginnt oftmals schon in jüngeren Jahren, verursacht aber meist erst im späteren Leben Beschwerden, wenn die Cholesterinwerte im Blut krankhaft erhöht sind. Cholesterin ist eine fettartige Substanz, ein Lipid und somit wasserunlöslich – außer in Kombination mit gewissen Bluteiweißkörpern (LDL, low density lipoprotein), die das in der Leber gebildete Cholesterin auf dem

Blutweg an seine Bestimmungsorte im Körper transportieren. Wenn jedoch die Herzkranzgefäße (und andere Arterien) etwas beschädigt sind, etwa infolge von Bluthochdruck, dann kann sich LDL-Cholesterin auch in die Gefäßinnenwände einlagern und auf diese Weise fetthaltige Erhöhungen an der innersten Schicht der Gefäßwand bilden, der „Intima". Damit kommt nun ein entzündlicher Prozess in Gang (29): Abwehrzellen des Immunsystems, weiße Blutkörperchen, werden von den schädlichen Cholesterinablagerungen angelockt. Und sie attackieren sie, als ob es Fremdkörper wären. Dabei sondern sie entzündungsfördernde (proinflammatorische) Botenstoffe ab, die den Entzündungsprozess in den Gefäßwänden noch mehr „anheizen". Immer tiefer dringen daraufhin weiße Blutkörperchen in das Innere der Gefäßwand ein, wo sie sich vermehren (proliferieren) und in „Fresszellen" (Makrophagen) verwandeln. Diese nehmen die fettartigen, Cholesterin enthaltenden Ablagerungen in sich auf; sie werden zu „Schaumzellen". Und so bildet sich in der Arterienwand eine fettige Plaque, ein Atherom, das vollgepackt mit unzähligen Schaumzellen ist, aber auch mit glatten Muskelzellen, Bindegewebszellen und meistens auch etwas Kalk. Infolge der „Arterienverkalkung" (Arteriosklerose bzw. Atherosklerose) werden die Gefäße sklerotisch und fragil. Dabei entstehen krankhafte Verdickungen der Arterienwand und Verengungen des Gefäßlumens (so genannte Stenosen), die den Blutfluss durch die Gefäßröhren mit der Zeit immer mehr behindern (Abb. 5.1).

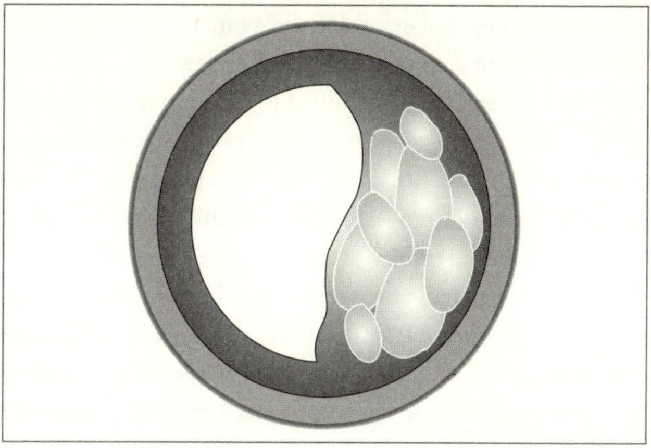

Abb. 5.1 Querschnitt durch ein verengtes Herzkranzgefäß mit arteriosklerotischer Plaque (mod. nach 29)

Solange die fibrösen arteriosklerotischen „Plaques" stabil sind und das Gefäßlumen nicht allzu sehr einengen (d.h. auf weniger als 50 % des Gefäßdurchmessers), verursachen sie kaum Beschwerden – es sei denn, die Zufuhr von sauerstoffreichem Blut durch die verengten Gefäße reicht nicht mehr aus, um das Herzgewebe mit genügend Sauerstoff zu versorgen. Das ist zum Beispiel dann der Fall, wenn sich die Herz-Patienten ärgern und aufregen. Es kann aber auch bei anstrengender körperlicher Tätigkeit dazu kommen, weil dann das Herz schneller schlägt und folglich auch mehr Sauerstoff benötigt als bei körperlicher und geistiger Ruhe. Wenn der erhöhte Sauerstoffbedarf der angestrengt arbeitenden „Blutpumpe" nicht mehr gedeckt wird, leidet das Herz unter

Sauerstoffmangel. Dies reizt die vom Herzen zum Gehirn führenden schmerzleitenden Nervenfasern und verursacht so meistens auch die für Angina pectoris typischen und oft in den linken Oberarm ausstrahlenden Schmerzen in der Brust. Sobald die Herzleidenden zur Ruhe kommen, hören die Schmerzen auf. Ärzte sprechen dann von einer „stabilen Angina". Eine „unstabile Angina" liegt hingegen vor, wenn die Herzkranzgefäße so sehr verengt sind, dass die Schmerzen auch im Ruhezustand auftreten und lange anhalten. Dies passiert insbesondere dann, wenn eine hochentzündliche Plaque gefährlich instabil wird und aufreißt. Durch eine solche Ruptur kommt nämlich der fibröse Inhalt der Plaque mit dem fließenden Blut in Kontakt. Blutplättchen (Thrombocyten) werden angelockt, sie bedecken die lädierte Stelle und bewirken, dass das Blut an Ort und Stelle gerinnt. So entsteht ein Blutgerinnsel (Thrombose), das an der Gefäßwand haftet und das Blutgefäß dermaßen einengt, dass der Blutfluss durch die Herzkranzgefäße enorm behindert wird – allerdings noch nicht komplett, wie beim Infarkt (2, 29).

Herzinfarkt

Arteriosklerotische Gefäßschäden der Koronararterien erhöhen das Risiko eines Herzinfarktes beträchtlich, und dies gilt insbesondere in den Stunden nach einem heftigen Ärger, wenn das Herz stärker pumpt und der Blutdruck steigt, somit die bereits lädierten Gefäßwände strapaziert (27). Dann können nämlich die an der Gefäßwand haftenden arteriosklerotischen Blutgerinnsel abbrechen. Durch den Thrombus wird das Blutgefäß regelrecht verstopft – zumal durch Stress auch die Gerinnungsfähigkeit des Blutes stark erhöht ist und sich die lädierten Gefäße durch die Freisetzung gefäßverengender Stoffe zusammenziehen (34, 41, 51). Damit wird aber der vom blockierten Ast der Koronararterie versorgte Teil des Herzmuskels dauerhaft von der Blutversorgung abgeschnitten. Er stirbt ab. Und so entsteht ein Herzinfarkt (8). Die davon betroffenen Männer leiden meist unter unerträglichen, „vernichtenden" Herzschmerzen die – unbehandelt – über viele Stunden anhalten. Hingegen erleben viele Frauen einen Herzinfarkt oft ohne Schmerzen.

Generell leiden Patienten mit einem massiven Herzinfarkt unter Atemnot und haben Todesangst. Nicht selten verlieren sie sogar das Bewusstsein. Ihr Herz pumpt nur noch schwach, sodass der Blutdruck stark abfällt und das Gehirn nicht mehr ausreichend mit Blut versorgt wird. Das ist gerade dann der Fall, wenn der elektrische Stromfluss durch das Herz infolge des Infarkts gestört ist, sodass die Herzkammern ganz unregelmäßig schlagen oder gar flimmern, was im schlimmsten Fall zum tödlichen Herzstillstand führt. Besonders hoch ist das Risiko eines plötzlichen Herztodes in den ersten 24 Stunden nach einem Herzinfarkt.

An einem Herzinfarkt erkranken in Deutschland jährlich etwa 280 000 Menschen. 180 000 versterben, meist ganz plötzlich, infolge von Kammerflimmern oder akutem Pumpversagen (2). Wer den Infarkt überlebt, hat große Angst und ist verzweifelt, zumindest in den ersten Tagen nach der Herzattacke – auf der Intensivstation. Wie hilflos und niedergeschlagen muss sich da so mancher Herzkranke fühlen. Er leidet am früher häufig beschriebenen „CCU-Syndrom“ (coronary care unit syndrome), wenn er – angeschlossen an Schläuche, Stromkabel und Apparate – daliegt, ohne seine Stress-Situation auch nur im Geringsten beeinflussen, geschweige denn: kontrollieren zu können (18). Unkontrollierbarer Stress macht depressiv, und Herzkranke sind dazu auch noch besonders stressempfindlich (41).

Herzinfarkt-Patienten werden daher häufig depressiv (12). In Deutschland sind es bis zu 20 % der Herzinfarkt-Patienten, sagt der Psychokardiologe Herrmann-Lingen. Es ist ein Teufelskreis: Denn eine klinisch manifeste Depression verringert wiederum die Genesungschancen von Herz-Patienten nach einem Infarkt, wie Nancy Frasure-Smith und Kollegen von der kanadischen McGill University erkannten (13). Sie erhöht die Sterblichkeit, und die Gefahr, weitere Infarkte zu erleiden, steigt sogar um das 5-Fache (35). Nicht wenige der Betroffenen erkranken an einer Posttraumatischen Belastungsstörung (PTBS). Sie sind psychisch traumatisiert und ängstigen sich noch Wochen oder Monate nach dem Insult beim unausweichlichen Hochkommen von Erinnerungen an das plötzliche und lebensbedrohliche Versagen der Blutpumpe und die erlebte Todesangst. In diesem Fall wäre wohl eine professionelle Traumatherapie angezeigt. Doch für Patienten, denen es schwerfällt, sich auf die neue Lebenssituation einzustellen, könne auch die Begegnung mit anderen Betroffenen in Selbsthilfegruppen hilfreich sein, meint der Psychokardiologe Herrmann-Lingen (18). Das Leben nach der Herzattacke erfordert in jedem Fall ein Umdenken, auch ein besseres „Stressmanagement" – nicht zuletzt, um das Risiko zu minimieren, weitere Infarkte zu erleiden.

Wie James Blumenthal und seine Kollegen vom Medizinischen Zentrum der amerikanischen Duke University herausfanden, verbessert ein gutes Stressmanagement die Prognose von Patienten mit Koronarer Herzkrankheit erheblich, ja sogar noch mehr als eine gesunde körperliche Aktivität, wie beispielsweise täglicher (kurz dauernder) Ausdauersport (4). Gewiss aber ist die Fähigkeit, mit Stress umzugehen (Stress-Coping), bei jenen Herzkranken besser, die einen starken Rückhalt in ihrem sozialen Umfeld und „Ansprache" durch enge Vertraute haben. So wird auch verständlich, warum verheiratete Herz-Patienten (oder solche mit Lebenspartnern) im Durchschnitt eine viel bessere Prognose haben als Alleinstehende – vor allem dann, wenn diese sozial nur ungenügend integriert sind (53). Tatsächlich ist bei Menschen, die alleine leben, das Risiko eines „akuten Koronarsyndroms", d.h. einer (unstabilen) Angina pectoris oder eines Herzinfarktes, etwa doppelt so hoch wie bei gebundenen Menschen (28). Die negative Beeinflussung der Prognose einer Herzerkrankung durch Stress erstaunt nicht. Denn Stress verstärkt u.a. die Gerinnungsfähigkeit des Blutes, was die Gefahr einer Thrombose in den Koronararterien heraufbeschwört (51) und so ein akutes Koronarsyndrom auslösen kann – gerade nach Ärger und anderen negativen Emotionen (43).

Starker emotionaler Stress und Ärger sind vermutlich nicht selten die eigentlichen Auslöser eines Herzinfarktes. Der bekannte Buchautor und Arzt Dietrich Grönemeyer berichtet von einem Patienten, der seinen ersten Herzinfarkt überlebte: Er sei ein sehr erfolgreicher Geschäftsführer gewesen, aber während einer Geschäftsreise habe ihm sein Geschäftspartner alles ersparte Geld aus dem gemeinsamen Firmenkonto genommen und damit ein neues Unternehmen gegründet. Als ihm dies dargelegt wurde, habe ihn die Nachricht wie ein Schlag getroffen. Sein Herz habe sich verkrampft. „Ein unbändiger Schmerz – als durchbohre ihn ein Messer – ließ ihn mit Todesangst ohnmächtig werden“, berichtet Grönemeyer (15). Und das ist kein Einzelfall.

Von den 224 Untersuchten in einer mehrjährigen Studie sagten mehr als die Hälfte, sie seien in den Stunden vor dem Infarkt ungewöhnlich aufgeregt und gestresst gewesen, berichten Philip Strike und Andrew Steptoe vom University College London (42). Mit „Stress“ kann auch ein Gefühl der beruflichen Überlastung gemeint sein, verbunden mit der Befürchtung, den gestellten Anforderungen nicht mehr genügen zu können. Dies wird häufig als „Jobstrain“ oder „Jobstress“ bezeichnet. Es gehörte früher geradezu zum Bild eines erfolgreichen Managers,

„gestresst“ zu sein. Inzwischen gilt der Herzinfarkt freilich nicht mehr als typische Managerkrankheit. Ausgerechnet die Topkader sind nämlich viel weniger gefährdet, einen Herzinfarkt zu erleiden als ihre Untergebenen, etwa Büroangestellte oder Männer und Frauen mit einem niedrigen sozioökonomischen Status (25, 46, 52).

Risikofaktoren

Eine groß angelegte internationale Studie (INTERHEART study) bestätigt, dass psychologische Stressoren das Risiko eines Herzinfarktes deutlich erhöhen – weltweit (33). Bereits in den 1970er Jahren hatten die amerikanischen Herzspezialisten Meyer Friedman und Ray Rosenman vermutet, gestresste Menschen mit der so genannten A-Typ-Persönlichkeit, also mit Ehrgeiz und „Biss“, hätten ein wesentlich höheres Risiko, einen Herzinfarkt zu erleiden. Dies habe sich aber nicht bestätigt, meint der englische Kardiologe John Gallacher (14). Dafür sei aber bei diesen Personen die Wahrscheinlichkeit erhöht, schon in jüngeren Jahren eine Herzattacke zu erleiden.
A-Typ-Persönlichkeiten neigen zu aggressivem Verhalten, und deshalb sind sie auch andauernd gestresst. Sie ärgern sich nicht nur öfter über andere, sondern zeigen – von Misstrauen geprägt – anderen gegenüber auch eine negative, ja oft sogar feindselige Einstellung. In den USA werden offenbar etwa 15 % aller Herzattacken durch Ärger oder Überanstrengung ausgelöst (48). Erhöht also

das Persönlichkeitsmerkmal „Feindseligkeit“ die Wahrscheinlichkeit eines Infarkts und somit die Sterblichkeit, wie der amerikanische Epidemiologe Ichiro Kawachi vermutete (20)? Dafür spricht eine aktuelle epidemiologische Studie (45). Unumstritten ist, dass chronischer und akuter Stress, vor allem aber Ärger das Risiko einer Koronaren Herzkrankheit vergrößern (6, 21). Und diese mündet leider nur allzu oft in einen tödlichen Herzinfarkt – manchmal löst sie aber auch „nur“ die Symptome einer Angina pectoris aus. Personen, die sich ärgern, mangelt es auch häufig an der Fähigkeit, solche negativen Gefühle angemessen zu kommunizieren. Wie der belgische Herzforscher Jon Denollet in einer großen Studie herausfand, haben Menschen mit solch negativen Affekten (so genannte Typ-D-Persönlichkeiten) ein auf das 4-Fache erhöhtes Risiko, bei Vorliegen einer Koronaren Herzkrankheit vorzeitig zu versterben (9). Ihr chronisches Stresserleben verschlimmert außerdem depressive Störungen, die – wie schon erwähnt – nach einem Herzinfarkt das Risiko erhöhen, weitere Infarkte zu erleiden (1). Eine klinisch manifeste Depression erhöht das Infarktrisiko fast auf das Doppelte, sagt der Göttinger Psychokardiologe Christoph Herrmann-Lingen.

Die Prognose einer Koronaren Herzerkrankung wird aber nicht nur von Persönlichkeitsfaktoren, Stress und Emotionen, sondern auch vom bewussten, willensgesteuerten Verhalten beeinflusst. Damit ist insbesondere der Lebensstil gemeint, etwa die Essgewohnheiten, die körperliche Betätigung sowie die Einstellung gegenüber

Rauchen und Alkohol (29). Mediterrane Kost – wenig Fleisch, tierisches Fett und Cholesterin in der Nahrung, dafür reichlich Obst und Gemüse – erhöht die Chance Herzkranker, die kommenden Jahre gesund zu überleben (3). Salzreiche Kost, Übergewicht, Rauchen im Übermaß und zu viel Alkohol hingegen sind gesundheitsschädlich, und dies ganz besonders bei Herzkranken, zumal diese Faktoren auch den Blutdruck erhöhen (16). Und hoher Blutdruck verstärkt das Risiko einer Arteriosklerose in den Blutgefäßen des Herzens und des Gehirns genauso wie chronisch erhöhte Cholesterinwerte. Somit wird auch die Gefahr eines Herzschlags oder eines Schlaganfalls heraufbeschworen. Wer sich aber vegetarisch oder fettarm ernährt, nicht raucht, möglichst stressfrei lebt und sich regelmäßig an der frischen Luft körperlich betätigt, der lebt einfach gesünder. Pathologische (arteriosklerotische) Verengungen der Herzkranzgefäße können sich bei diesem Lebensstil im Verlauf von etwa fünf Jahren sogar wieder zurückbilden (30). Woran liegt das?

Eine Schlüsselrolle spielt offenbar das so genannte „gute“ Cholesterin (HDL-Cholesterin), dessen Blutspiegel durch körperliche Aktivität, aber auch durch eine gesunde mediterrane Diät erhöht wird. HDL (high density lipoprotein) ist nämlich imstande, Cholesterin aus den Arterienwänden herauslösen, und sorgt für dessen Rücktransport in die Leber. Zudem schützt es die Arterienwände vor dem schädlichen Einfluss erhöhter Blutwerte des „schlechten“ Cholesterins (LDL-Cholesterin);

und so bewahrt es vor Arteriosklerose der Herzkranzgefäße, also vor der Koronaren Herzkrankheit (29). Idealerweise sollte ein Deziliter Blut daher mehr als 45 mg HDL-Cholesterin enthalten, jedoch weniger als 130 mg LDL-Cholesterin. Notabene werden diese Cholesterinwerte ebenso wie der Bluthochdruck nicht nur durch Diät, sondern auch durch Herzsport günstig beeinflusst, der zudem hilft, Fett abzubauen und so das Körpergewicht zu reduzieren (17, 26).

Fettleibigkeit erhöht das Herzinfarktrisiko, das wissen wir alle. Insbesondere das Bauchfett gilt als gefährlich. Die Körperzellen des Fettgewebes produzieren nämlich Fettsäuren und bestimmte Botenstoffe (so genannte Cytokine), die Entzündungserscheinungen in den arteriosklerotischen Blutgefäßen verstärken. Ein in den Fettzellen (Adipocyten) gebildetes Hormon namens Resistin beeinträchtigt zudem die Wirkung von Insulin. Infolgedessen kann der Blutzuckerspiegel nicht mehr optimal reguliert werden. Aufgrund ihrer Insulinresistenz werden die Fettsüchtigen mit der Zeit zuckerkrank. Sie leiden unter Typ-II-Diabetes. Und die hohen Blutzuckerwerte schädigen – genauso wie Rauchen und hoher Blutdruck – die Blutgefäße und erhöhen damit das Risiko einer Herzattacke (29).

Weltweit sind neun veränderbare Risikofaktoren für über 90 % des Risikos verantwortlich, einen Herzinfarkt zu erleiden, wie eine aktuelle Studie an über 15 000 Infarkt-Patienten und etwa ebenso viel Herzgesunden zeigte (54). Zu den wichtigsten Faktoren gehören Bluthochdruck, hoher Blutzucker, Fettsucht (Adipositas) und hohe Cholesterinwerte sowie psychosoziale Belastungen und – vor allem – das Rauchen. Durch ein gesundes Verhalten könnte das Infarktrisiko erheblich gesenkt werden. Leider fehlt es an Einsicht. Selbst nach lebensgefährlichen Herzattacken sind immer noch viel zu wenige Menschen geneigt oder imstande, ihren Lebensstil nachhaltig zu verändern und – beispielsweise – weniger und gesünder zu essen, mehr Sport zu treiben und mit dem Rauchen aufzuhören (7). Letzteres gelingt zwar in der Regel während der – nach einem Herzinfarkt obligaten – dreiwöchigen (stationären) Rehabilitation; nach einem halben Jahr sind jedoch nur noch etwa die Hälfte der Raucher abstinent, wie eine deutsche Studie zeigte (50). Mit entscheidend für eine nachhaltige Änderung des Lebensstils ist die innere Überzeugung, dazu überhaupt fähig zu sein, die so genannte Selbstwirksamkeit (5). Patienten verdanken sie oftmals ihrer psychosomatischen Intelligenz (10), die auch ein kompetenter Therapeut zu vermitteln weiß – durch Psychoedukation. Gesundheit beginnt im Kopf!

Literatur

1 Albus C (2008). Persönlichkeitsfaktoren. In: Herrmann-Lingen C, Albus C, Titscher G (Hrsg). Psychokardiologie. Ein Praxisleitfaden für Ärzte und Psychologen. Köln: Deutscher Ärzte-Verlag; 77–83.

2 Albus C (2008). Grundzüge kardialer Erkrankungen. In: Herrmann-Lingen C, Albus C, Titscher G (Hrsg). Psychokardiologie. Ein Praxisleitfaden für Ärzte und Psychologen. Köln: Deutscher Ärzte-Verlag; 5–43.

3 Appel LJ, Moore TJ, Obarzanek E, Vollmer WM, Svetkey LP, Sacks FM, Bray GA et al. (1997). A clinical trial of the effects of dietary patterns on blood pressure. DASH Collaborative Research Group. N Engl J Med; 336: 1117–24.

4 Blumenthal JA, Babyak MA, Doraiswamy PM, Watkins L, Hoffman BM, Barbour KA, Herman S et al. (2007). Exercise and pharmacotherapy in the treatment of major depressive disorder. Psychosom Med; 69: 587–96.

5 Boll-Klatt A (2008). Psychokardiologie in der kardiologischen Rehabilitation inkl. Verhaltensmodifikation. In: Herrmann-Lingen C, Albus C, Titscher G (Hrsg). Psychokardiologie. Ein Praxisleitfaden für Ärzte und Psychologen. Köln: Deutscher Ärzte-Verlag; 237–54.

6 Chida Y, Steptoe A (2009). The association of anger and hostility with future coronary heart disease: a meta-analytic review of prospective evidence. J Am Coll Cardiol; 53(11): 936–46.

7 Chow CK, Jolly S, Rao-Melacini P, Fox KA, Anand SS, Yusuf S (2010). Association of diet, exercise, and smoking modification with risk of early cardiovascular events after acute coronary syndromes. Circulation; 121(6): 750–8.

8 Corti R, Fuster V, Badimon JJ (2003). Pathogenetic concepts of acute coronary syndromes. J Am Coll Cardiol; 41 (4 Suppl S): 7S–14S.

9 Denollet J, Sys SU, Stroobant N, Rombouts H, Gillebert TC, Brutsaert DL (1996). Personality as independent predictor of long-term mortality in patients with coronary heart disease. Lancet; 347: 417–21.

10 Fazekas C (2006). Psychosomatische Intelligenz. Spüren und Denken – ein Doppelleben. Wien, New York: Springer.

11 Feld M, Rüegg JC (2004). Eine Sache des Herzens. Gehirn & Geist; 2: 43–7.

12 Frasure-Smith N, Lesperance F (2003). Depression and other psychological risks following myocardial infarction. Arch Gen Psychiatry; 60: 627–36.

13 Frasure-Smith N, Lesperance F, Juneau M, Talajic M, Bourassa MG (1999). Gender, depression, and one-year prognosis after myocardial infarction. Psychosom Med; 61: 26–37.

14 Gallacher JE, Sweetnam PM, Yarnell JW, Elwood PC, Stansfeld SA (2003). Is type A behavior really a trigger for coronary heart disease events? Psychosom Med; 65: 339–46.

15 Grönemeyer D (2010). Dein Herz. Eine andere Organgeschichte. Frankfurt a. M.: Fischer.

16 Hall JE, Zappe DH, Alonso-Galicia M, Granger JP, Brands MW, Kassab SE (1996). Mechanisms of obesity-induced hypertension. NIPS; 11: 255–61.

17 Heath GW, Ehsani AA, Hagberg JM, Hinderliter JM, Goldberg AP (1983). Exercise training improves lipoprotein lipid profiles in patients with coronary artery disease. Am Heart J; 105(6): 889–95.

18 Herrmann-Lingen C (2008). Trauer und Belastung – von der Reaktion zur Störung. In: Herrmann-Lingen C, Albus C, Titscher G (Hrsg). Psychokardiologie. Ein Praxisleitfaden für Ärzte und Psychologen. Köln: Deutscher Ärzte-Verlag; 91–9.

19 Hurlemann R, Walter H, Rehme AK, Kukolja J, Santoro SC, Schmidt C, Schnell K et al. (2010). Human amygdala reactivity is diminished by the beta-noradrenergic antagonist propranolol. Psychol Med; 27: 1–10.

20 Kawachi I, Sparrow D, Spiro A 3rd, Vokonas P, Weiss ST (1996). A prospective study of anger and coronary heart disease. The normative aging study. Circulation; 94: 2090–5.

21 Krantz DS, McCeney MK (2002). Effects of psychological and social factors on organic disease: a critical assessment of research on coronary heart disease. Ann Rev Psychol; 53: 341–69.

22 Lampert R (2010). Anger and ventricular arrhythmias. Curr Opin Cardiol; 25(1): 46–52.

23 Lane RD, Laukes C, Marcus FI, Chesney MA, Sechrest L, Gear K, Fort CL et al. (2005). Psychological stress preceding idiopathic ventricular fibrillation. Psychosom Med; 67(3): 359–65.

24 Lown B (2004). Die verlorene Kunst des Heilens. Anstiftung zum Umdenken. 2. Aufl. Stuttgart, New York: Schattauer.

25 Marmot MG, Bosma H, Hemingway H, Brunner E, Stansfeld S (1997). Contribution of job control and other risk factors to social variations in coronary heart disease incidence. Lancet; 350: 235–9.

26 Martin JE, Dubbert PM, Cushman WC (1990). Controlled trial of aerobic exercise in hypertension. Circulation; 81(5): 1560–7.

27 Mittleman MA, Maclure M, Sherwood JB, Mulry RP, Tofler GH, Jacobs SC, Friedman R, Benson H, Muller JE (1995). Triggering of acute myocardial infarction onset by episodes of anger. Determinants of myocardial infarction onset study investigators. Circulation; 92: 1720–5.

28 Nielsen KM, Faergeman O, Larsen ML, Foldspang A (2006). Danish singles have a twofold risk of acute coronary syndrome: data from a cohort of 138 290 persons. JECH; 60: 721–8.

29 Opie LH (2011). Living Longer, Living Better. Exploring the Heart-Mind Connection. Oxford, New York: University Press.

30 Ornish D, Scherwitz LW, Billings JH, Gould KL, Merritt TA, Sparler S, Armstrong WT et al. (1998). Intensive lifestyle changes for reversal of coronary heart disease. JAMA; 280: 2001–7.

31 Parker GW, Michael LH, Hartley CJ, Skinner JE, Entman ML (1990). Central beta-adrenergic mechanisms may modulate ischemic ventricular fibrillation in pigs. Circ Res; 66(2): 259–70.

32 Reich P, DeSilva RA, Lown B, Murawski BJ (1981). Acute psychological disturbances preceding life-threatening ventricular arrhythmias. JAMA; 246(3): 233–5.

33 Rosengren A, Hawken S, Ôunpuu S, Sliwa K, Zubaid M, Almahmeed WA, Blackett KN, Sitthi-amorn C, Sato H, Yusuf S; INTERHEART investigators (2004). Association of psychosocial risk factors with risk of acute myocardial infarction in 11119 cases and 13648 controls from 52 countries (the INTERHEART study): case-control study. Lancet; 364: 953–62.

34 Rozanski A, Blumenthal JA, Kaplan J (1999). Impact of psychological factors on the pathogenesis of cardiovascular disease and implications for therapy. Circulation; 99: 2192–217.

35 Sesso HD, Kawachi I, Vokonas PS, Sparrow D (1998). Depression and the risk of coronary heart disease in the Normative Aging Study. Am J Cardiol; 82: 851–6.

36 Sheps DS, McMahon RP, Becker L, Carney RM, Freedland KE, Cohen JD, Sheffield D et al. (2002). Mental stress-induced ischemia and all-cause mortality in patients with coronary artery disease: Results from the Psychophysiological Investigations of Myocardial Ischemia Study. Circulation; 105: 1780–4.

37 Shusterman V, Aysin B, Gottipaty V, Weiss R, Brode S, Schwartzman D, Anderson KP (1998). Autonomic nervous system activity and the spontaneous initiation of ventricular tachycardia. ESVEM Investigators. Electrophysiologic Study Versus Electrocardiographic Monitoring Trial. J Am Coll Cardiol; 32(7): 1891–9.

38 Skinner JE (1996). Cerebral autonomic regulation underlying cardiovascular disease. In: Robertson D, Low PA, Polinsky RJ (eds). Primer on the Autonomic Nervous System. London: Academic Press Ltd; 153–6.

39 Soufer R, Bremner JD, Arrighi JA, Cohen I, Zaret BL, Burg MM, Goldman-Rakic P (1998). Cerebral cortical hyperactivation in response to mental stress in patients with coronary artery disease. Proc Natl Acad Sci USA; 95: 6454–9.

40 Steinberg JS, Arshad A, Kowalski M, Kukar A, Suma V, Vloka M, Ehlert F et al. (2004). Increased incidence of life-threatening ventricular arrhythmias in implantable defibrillator patients after the World Trade Center attack. J Am Coll Cardiol; 44: 1261–4.

41 Stone PH, Krantz DS, McMahon RP, Goldberg AD, Becker LC, Chaitman BR, Taylor HA, Cohen JD, Freedland KE, Bertolet BD, Coughlan C, Pepine CJ, Kaufmann PG, Sheps DS (1999). Relationship among mental stress-induced ischemia and ischemia during daily life and during exercise: the Psychophysiologic Investigations of Myocardial Ischemia (PIMI) Study. J Am Coll Cardiol; 33: 1476–84.

42 Strike PC, Steptoe A (2005). Behavioral and emotional triggers of acute coronary syndromes: a systematic review and critique. Psychosom Med; 67: 179–86.

43 Strike PC, Magid K, Whitehead DL, Brydon L, Bhattacharyya MR, Steptoe A (2006). Pathophysiological processes underlying emotional triggering of acute cardiac events. Proc Natl Acad Sci USA; 103: 4322–7.

44 Taggart P, Critchley H, Lambiase PD (2011). Heart-brain interactions in cardiac arrhythmia. Heart; 7: 698–708.

45 Tindle HA, Chang YF, Kuller LH, Manson JE, Robinson JG, Rosal MC, Siegle GJ, Matthews KA (2009). Optimism, cynical hostility, and incident coronary heart disease and mortality in the Women's Health Initiative. Circulation; 120: 656–62.

46 Titscher G (2008). Sozioökonomische und berufliche Belastung. In: Herrmann-Lingen C, Albus C, Titscher G (Hrsg). Psychokardiologie. Ein Praxisleitfaden für Ärzte und Psychologen. Köln: Deutscher Ärzte-Verlag; 115–9.

47 Verrier RL, Dickerson LW (1991). Autonomic nervous system and coronary blood flow changes related to emotional activation and sleep. Circulation; 83, Suppl 4: S81–9.

48 Verrier RL, Mittleman MA (2000). The impact of emotions on the heart. In: Mayer EA, Saper CB (eds). The Biological Basis for Mind Body Interactions. Progress in Brain Research; 122. Amsterdam: Elsevier Science B.V.; 369–80.

49 Verrier RL, Hagestad EL, Lown B (1987). Delayed myocardial ischemia induced by anger. Circulation; 75: 249–54.

50 Völler H, Hahmann H, Gohlke H, Klein G, Rombeck B, Binting S, Willich SN (1999). Auswirkungen stationärer Rehabilitation auf kardiovaskuläre Risikofaktoren bei Patienten mit koronarer Herzkrankheit. Dtsch Med Wochenschr; 124: 817–23.

51 von Känel R, Mills PJ, Fainman C, Dimsdale JE (2001). Effects of psychological stress and psychiatric disorders on blood coagulation and fibrinolysis: a biobehavioral pathway to coronary artery disease? Psychosom Med; 63: 531–44.
52 Wamala SP, Mittleman MA, Horsten M, Schenck-Gustafsson K, Orth-Gomér K (2000). Job stress and the occupational gradient in coronary heart disease risk in women. The Stockholm Female Coronary Risk Study. Soc Sci Med; 51: 481–9.
53 Williams RB, Barefoot JC, Califf RM, Haney TL, Saunders WB, Pryor DB, Hlatky MA et al. (1992). Prognostic importance of social and economic resources among medically treated patients with angiographically documented coronary artery disease. JAMA; 267: 520–4.
54 Yusuf S, Hawken S, Ounpuu S, Dans T, Avezum A, Lanas F, McQueen M, Budaj A, Pais P, Varigos J, Lisheng L; INTERHEART Study Investigators (2004). Effect of potentially modifiable risk factors associated with myocardial infarction in 52 countries (the INTERHEART study): case-control study. Lancet; 364: 937–52.

6 Bluthochdruck und Stress

Gesundheit beginnt im Kopf

Schwindelgefühle, Ohrensausen und Kopfweh? Die Ursache könnte ein zu hoher Blutdruck sein, sagen die Ärzte – eine Hypertonie, unter Umständen sogar eine hypertensive Krise mit extrem hohen Blutdruckwerten, die die Gefahr eines Schlaganfalls heraufbeschwören. Aber: Wenn dann der Arzt einen nur leicht erhöhten Blutdruck feststellt, so könnte der Grund dafür auch ganz harmloser Natur sein. Wie wir wissen, kann nämlich auch ein akuter psychischer Stress den Druck in den Arterien vorübergehend steigen lassen, beispielsweise wenn ein Arzt – eine Autoritätsperson im weißen Kittel – den Blutdruck misst. Dieser temporäre Blutdruckanstieg geht mit einer leichten Erhöhung des Pulses und einem Anstieg der Aktivität im sympathischen Nervensystem einher, übrigens auch mit einem leichten Anstieg der Adrenalinwerte im Blut. In der Arztpraxis werden gar nicht so selten etwas erhöhte Blutdruckwerte gemessen, auch wenn der Blutdruck der Patienten zu Hause normal ist. Ärzte sprechen dann von einer „Weißkittelhypertonie" (14).

Emotionaler Blutdruckanstieg

Wie kommt es, dass eine kleine „Aufregung“ – etwa beim Arztbesuch – den Blutdruck etwas in die Höhe treibt? Der Blutdruck ist niemals konstant. Schon bei körperlicher und geistiger Ruhe schwankt er im Takt des Pulses: Der mit einer Blutdruckmanschette (am Oberarm) gemessene Druck in den Arterien steigt bei jedem Herzschlag, bei jeder Systole, für einen kurzen Moment auf seinen jeweils höchsten Wert, den systolischen Blutdruck (ca. 120 mm Hg). Er fällt dann und erreicht seinen Tiefpunkt, den diastolischen Blutdruck (etwa 80 mm Hg), zwischen den Schlägen, in der Diastole der Herzaktion (s. Kap. 2, S. 31). Die Differenz zwischen dem „oberen“ (systolischen) und dem „unteren“ (diastolischen) Blutdruck entspricht dem Pulsdruck, den wir spüren, wenn wir den Puls fühlen. Der über viele Minuten gemittelte Blutdruck (der „mittlere Blutdruck“) hängt maßgeblich von zwei Faktoren ab: zum einen vom Puls bzw. von der Pumpleistung des Herzens, dem so genannten Herzzeitvolumen, zum anderen von der Weite der Blutgefäße bzw. vom Strömungswiderstand des kreisenden Blutes (Abb. 6.1, S. 108). Wenn wir tagsüber entspannt sind oder nachts, wenn wir schlafen, sind Puls und Blutdruck und die Aktivität im sympathischen Nervensystem niedrig. Doch wenn wir „gestresst“ sind, uns aufregen oder Angst haben, wird der Sympathikus aktiviert, und damit erhöhen sich die Schlagfrequenz des Herzens und das Herzzeitvolumen. Daraus entsteht zunächst eine deutliche Erhöhung

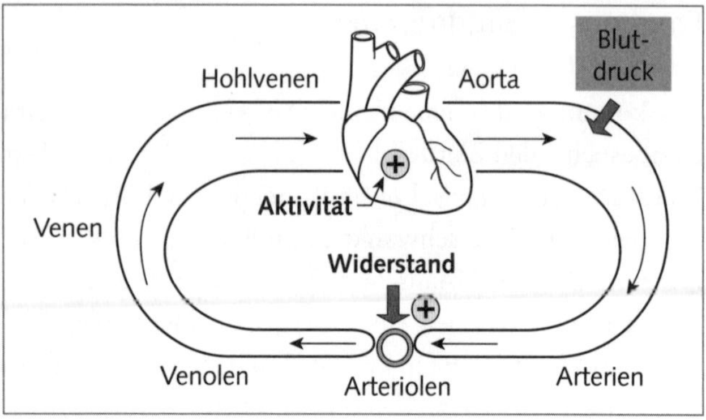

Abb. 6.1 Vereinfachtes Schema der Regulation des Blutdrucks im Körperkreislauf (mod. nach 31). Der Blutdruck erhöht sich, wenn der Fließwiderstand in den „Widerstandsgefäßen" (Arteriolen) ansteigt und/oder wenn das Herz in jeder Minute mehr Blut in den Körperkreislauf pumpt. Bei Stress bewirkt die erhöhte Aktivität des sympathischen Nervensystems eine verstärkte Herztätigkeit sowie eine Verengung der Widerstandsgefäße und damit einen erhöhten Blutdruck. Notabene: Der mittlere Blutdruck (BD) errechnet sich aus der Summe des systolischen und zweimal diastolischen Blutdrucks, dividiert durch 3. Er ist gleich dem Produkt des in jeder Minute gepumpten Blutvolumens (Herzzeitvolumen, HZV) und des Fließwiderstands (R), also BD = HZV × R.

des systolischen Blutdrucks. Bei starkem Ärger und zunehmend stärkerer Aktivität im sympathischen Nervensystem nimmt dann allerdings auch der diastolische Blutdruck zu, weil der Strömungswiderstand im Kreislaufsystem infolge einer temporären Verengung der kleinen Blutadern (Arteriolen) stark ansteigt (38).

Bei einer psychophysiologischen Untersuchung stieg beispielsweise der Blutdruck einer Versuchsperson im

„Stresstest" (schnelles Kopfrechnen) zunächst von 147/95 mm Hg auf 174/110 mm Hg; dann aber erreichte der systolische und diastolische Blutdruck vorübergehend gefährliche Spitzenwerte von 220 bzw. 158 mm Hg, als der Versuchsleiter den Probanden an eine sehr ärgerliche Episode erinnerte (15). Ein solcher, durch Stress und Ärger ausgelöster Blutdruckanstieg geht mit einer verstärkten neuronalen Aktivität im limbischen System einher (11, 12) – insbesondere im Mandelkern und im vorderen Gyrus cinguli (ACC; s. Abb. 1.1, S. 10). Und dabei wird der „Set point" des Blutdruckreglers im Hirnstamm vorübergehend nach oben verstellt (13). Der bei Angst oder Ärger erhöhte Blutdruck normalisiert sich jedoch in der Regel rasch, wenn die Emotion abgeklungen ist. Von einem krankhaften, behandlungsbedürftigen Bluthochdruck – einer Hypertonie – sprechen wir dann, wenn die schon bei körperlicher Ruhe in der Arztpraxis gemessenen systolischen und diastolischen Blutdruckwerte dauerhaft (auch nachts) – und nicht nur vorübergehend – 140 und 90 mm Hg übersteigen. Diese Grenzwerte berücksichtigen den bereits erwähnten „Weißkitteleffekt" (2). Wenn der Blutdruck von Patienten zu Hause gemessen wird, gelten etwas niedrigere Grenzwerte (135/85 mm Hg). Ganz unbedenklich ist der „Weißkitteleffekt" allerdings auch nicht, da sich die Weißkittelhypertonie im Alter nicht selten zu einem regelrechten Bluthochdruck entwickelt (23). Und jene Patienten, bei denen im Stresstest der Blutdruck überdurchschnittlich ansteigt, neigen nicht nur zu Hypertonie (27), sondern auch zur Koronaren Herzerkrankung bzw. Arteriosklerose (17, 26).

Risikofaktor Stress

Mehr als die Hälfte der Menschen über 65 Jahre sind von Bluthochdruck betroffen. Bei den meisten kann allerdings keine eindeutige Ursache für die Erkrankung festgestellt werden, dann spricht man von einer primären bzw. essenziellen Hypertonie. Das Risiko, später im Leben daran zu erkranken, hängt zu einem großen Teil von genetischen Faktoren ab. Aber nicht nur: Es muss noch etwas anderes hinzukommen, zum Beispiel Stress und Fettsucht (Adipositas), unter der häufig gerade gestresste Menschen leiden. Stress bzw. Stresshormone wie Kortisol können nämlich eine Ursache von (stammbetonter) Fettsucht sein, und Fettzellen produzieren das Hormon Leptin, das nun seinerseits das sympathische Nervensystem aktiviert und damit den Blutdruck erhöht (22).

Personen mit einer familiären Veranlagung für Bluthochdruck sind sehr stressempfindlich. Sie reagieren auf Stress – bei Eintauchen der Hände in Eiswasser beispielsweise (7) oder bei dem bereits erwähnten schnellen Kopfrechnen unter Zeitdruck (30) – mit sehr viel stärkerer Sympathikusaktivierung und größerem Blutdruckanstieg als Menschen ohne die entsprechende genetische Disposition. Anscheinend kann bei diesen Personen ein über die Norm erhöhter Blutdruck gewisse Stress-Symptome abschwächen, zum Beispiel Ängstlichkeit und Nervosität. Der erhöhte Blutdruck wird dabei von speziellen Druckfühlern an der Verzweigung der Halsschlagadern und an der Aorta – den Barorezeptoren – registriert und dem Stammhirn gemeldet, und das kann im Gehirn einen allgemein dämpfenden Einfluss haben und somit Stress und sogar Schmerzen mildern (10). Um sich vor Stress innerlich abzuschirmen, können sich stressempfindliche Menschen offenbar angewöhnen, ihren Blutdruck bei Stress-Episoden zu erhöhen, auch wenn ihnen das nicht bewusst wird (34). Bei solchen Personen ist die Wahrscheinlichkeit erhöht, später an einem Bluthochdruck zu erkranken (27). Es ist eine „erlernte Hypertonie". Der im Hirnstamm geregelte Sollwert der Blutdruckeinstellung (der „Set point" des Blutdruckreglers) wird dabei sozusagen „nach oben" verstellt (13). Die Blutdruckregelung erfolgt damit auf höherem Niveau (40, 44). Wenn aber der Hochdruck zur Stress-Regulation hilfreich sein sollte, so können wir auch verstehen, dass Patienten manchmal unwillig sind, Betablocker und andere blutdrucksenkende Medikamente einzunehmen, zumal diese zu Beginn der Behandlung oftmals zu Müdigkeit, Schwächegefühl und anderen subjektiv empfundenen Beschwerden führen.

Eine dauerhafte Erhöhung des Blutdrucks sei oftmals die Folge von immer wiederkehrendem Stress, betont auch Lionel Opie und erklärt das anschaulich (31, S. 23): Wenn Menschen bei Stress jahrelang immer wieder mit einer starken Aktivierung des Sympathikus und Blutdruckanstieg reagieren, so schädigt das mit der Zeit die Blutgefäße, vor allem die innerste Schicht der Arterien, das „Endothel“, welches die muskulöse Gefäßwand „tapeziert“ und unter der Druckbelastung besonders leidet. Die kleinen Arterien verengen sich; denn die Ringmuskeln der Blutgefäße ziehen sich nach und nach immer stärker zusammen, zumal das beschädigte Endothel vermehrt „vasokonstriktorisch“ wirkende Substanzen (wie beispielsweise Endothelin) freisetzt. Infolgedessen erhöht sich der Fließwiderstand für das strömende Blut, und das Herz muss stärker arbeiten und einen höheren Druck erzeugen, um das Blut durch die verengten Röhren des Gefäßsystems zu pressen.

Chronischer Stress erhöht also den Blutdruck – manchmal sogar schon bei Jugendlichen (5). An Bluthochdruck erkranken häufiger Menschen aus sozial tieferen Schichten, da sie oftmals tagaus, tagein mehr Stress am Arbeitsplatz – bis hin zum Mobbing – ertragen müssen als jene mit einem höheren Einkommen. Sie ärgern sich. Hypertoniker sind in vielen Fällen zurückhaltende Menschen mit spezifischen Persönlichkeitsmerkmalen wie Feindseligkeit und destruktiven Affekten („negative affect“, vgl. 18). Es sind Menschen, die ihrem Ärger nicht „Luft machen“ können. Sie unterdrücken den Zorn, solange es geht (6). Oder sie sind überhaupt nicht fähig, ihre negativen Emotionen zu spüren und in Worte zu fassen (8). Diese Situation der verdrängten oder unterdrückten Aggressivität bewirkt eine ständige Alarmbereitschaft und psychischen Stress und infolgedessen auch einen erhöhten Einfluss des Sympathikus auf den Kreislauf. Ein Mensch, der seinen Zorn zurückhält und seinem Ärger oder seiner Wut keinen freien Lauf lässt, wird nicht gleich handgreiflich werden und mit den Fäusten auf seinen Widersacher losgehen. Er wird aber, wie der Volksmund so treffend sagt, „die Faust in der Tasche ballen", wahrscheinlich ganz unwillkürlich. Und dies genügt schon, um den Blutdruck in die Höhe zu treiben. Denn die willkürliche oder unwillkürliche kräftige Anspannung der Armmuskulatur bewirkt eine starke Aktivierung des sympathischen Nervensystems. Und dies ist sogar der Fall, wenn man sich nur im Geiste vorstellt, „die Fäuste zu ballen" (42, 37). Wie der Wiener Psychokardiologe Georg Titscher (40) betont, hat sich nach aktuellen Studien des Epidemiologen Lijing Yan und seiner Kollegen (43) an mehr als 3000 jungen Erwachsenen unterdrückte Feindseligkeit als „eindeutiger Prädiktor für die spätere Entwicklung einer Hypertonie gezeigt" (40).

Rolle des autonomen Nervensystems

Beim stressbedingten essenziellen Hochdruck haben die Forscher in den sympathischen Nervenfasern eine erhöhte neuronale Aktivität, also einen erhöhten Sympathikotonus ausgemacht. Verbunden damit ist die Abnahme der Aktivität im parasympathischen Nervensystem (19, 20, 24). Dies erhöht den Puls, bewirkt aber auch eine verstärkte Kontraktion der Ringmuskulatur der so genannten Widerstandsgefäße (Arteriolen), also eine Verengung der Gefäße und damit eine chronische Erhöhung des peripheren Strömungswiderstandes für das kreisende Blut. Und dieser Widerstand kann nur durch einen erhöhten Blutdruck überwunden werden. Die Sympathikusneurone schicken vermehrt elektrische Impulse zu den Ringmuskeln der Blutgefäße, und dabei besteht zwischen der Impulsfrequenz in den peripheren Sympathikusneuronen (etwa 2–8/Sek.) und dem für den Blutdruck maßgeblichen Fließwiderstand in den Blutadern eine annähernd lineare Beziehung. Die primäre Ursache der andauernd verstärkten Verengung der Blutgefäße (und damit des Hochdrucks) ist also die verstärkte Sympathikusaktivität in Kombination mit der schon erwähnten strukturellen Veränderung in den Blutgefäßen, die nun verstärkt auf konstriktorische Reize reagieren, insbesondere auch in der Niere.

Die zur Niere hinführenden Fasern des Sympathikus haben einen großen Einfluss auf den Blutdruck (32). Wenn sie – wie bei Patienten mit Hypertonie – verstärkt aktiv sind, stimulieren sie in der Niere spezialisierte Zellen, die ein Hormon namens Renin bilden und in den Blutkreislauf abgeben, das – indirekt – den Blutdruck erhöht.[1]

---

[1] Daher eignet sich die mit Hilfe eines Katheters durchgeführte Zerstörung („Ablation") des Nierensympathikus, die so genannte renale Denervation, zur Behandlung von Bluthochdruck, wenn andere Therapien versagen (s. http://p26251.typo3server.info/fileadmin/user_upload/PDFs/ABC_2009_Hoppe.pdf).

Renin fördert nämlich die Herstellung des Peptids Angiotensin I, das im Körper durch ein spezielles Enzym (ACE, Angiotensin converting enzyme) in das blutdrucksteigernde Hormon Angiotensin II umgewandelt wird.[2] Der hohe Bluthochdruck ist damit auf Dauer „fixiert", zumal Angiotensin II auch noch den Blutspiegel des Nebennierenrindenhormons Aldosteron anhebt, worauf die Harnausscheidung (Diurese) gehemmt wird: Wasser und Salz werden von der Niere zurückgehalten. Die Menge an (extrazellulärer) Körperflüssigkeit und das Blutvolumen nehmen deshalb zu, auch in den großen Venen, durch die das Blut dem Herzen zufließt. Durch den erhöhten venösen Zufluss werden die Herzkammern stärker gefüllt, und sie ziehen sich mit mehr Kraft zusammen (Frank-Starling-Effekt; s. Kap. 3, S. 61). Kurz: Das Herz pumpt mehr Blut in den Kreislauf, und das Herzzeitvolumen erhöht sich. Und schon diese Folge erhöht den Blutdruck, wie wir gesehen haben (s. S. 108). Medikamente, die (als ACE-Hemmer) eine zu starke Wirkung von Angiotensin verhindern oder aber – harntreibend – als Diuretika wirksam sind, werden daher mit Erfolg zur Senkung des hohen Blutdrucks eingesetzt. Genau das Gegenteil bewirkt eine kochsalzreiche Ernäh-

[2] Angiotensin II gelangt auch ins Gehirn und erhöht so den Durst, aber auch die Freisetzung des blutdrucksteigernden (und antidiuretischen) Hypophysenhormons Vasopressin (ADH) sowie die Aktivität im sympathischen Nervensystem (45).

rung, weil man dann „automatisch“ mehr trinkt und die Flüssigkeitsmenge in den Geweben und damit aber auch das Blutvolumen zunehmen. Der Blutdruck steigt, insbesondere bei kochsalzempfindlichen Personen.

Psychoedukation

Wie schon kurz angesprochen, führt der ungewohnte Blutdruckabfall nach Einnahme der verschriebenen Medikamente oftmals zu Müdigkeit und Schwächegefühl. Die Betroffenen fühlen sich unwohl und sind daher immer weniger geneigt, blutdrucksenkende Medikamente vorschriftsgemäß einzunehmen, zumal Bluthochdruck meist auch keine subjektiven Beschwerden bewirkt. Außerdem haben die im Beipackzettel klein gedruckten Informationen über Nebenwirkungen oftmals eine abschreckende Wirkung. Das zur Heilung gedachte Medikament wirkt dann auf das subjektive Empfinden wie ein Nocebo, d.h., wie eine Substanz, die als schädigend interpretiert wird. Eine (noch) bessere Aufklärung und Psychoedukation durch den behandelnden Arzt ist deshalb erforderlich, um Patienten zur Therapie zu motivieren und dabei auch deutlich zu machen, welche verheerenden Folgen ein zu hoher Blutdruck für die Gesundheit haben kann (41). Bekanntermaßen muss bei einer Hypertonie das Herz ständig viel mehr arbeiten als bei normalen Druckverhältnissen, um das Blut durch die Adern zu treiben. Es wird überanstrengt. Kurzfristig passt sich zwar die Herzmuskulatur (das Myokard) den erhöhten Anforderungen an. Die Muskelfasern werden dicker, das Herz wird größer: Ärzte sprechen von einer Herzhypertrophie. Diese Umstrukturierung kann aber im Laufe der Zeit zur Herzschwäche (Herzinsuffizienz), ja zum Herzversagen führen, wenn das überanstrengte Herz dekompensiert (s. Kap. 7).

Nicht nur die Herzmuskulatur, auch die Blutgefäße leiden unter dem hohen Blutdruck, sie werden brüchig, man spricht von Arteriosklerose. Falls sie im Gehirn unter dem hohen Druck platzen, erleiden die Betroffenen einen Schlaganfall. Wenn auch die Herzkranzgefäße geschädigt werden und verkalken, spricht man von einer Koronaren Herzerkrankung. Dies führt nicht selten zum Herzinfarkt oder zum berüchtigten Kammerflimmern (s. Kap. 5, S. 91). Eine verständliche Aufklärung über die Gefahren des Bluthochdrucks und ein gutes Vertrauensverhältnis in der Beziehung von Arzt und Patient sind bei der Therapie von Menschen mit Bluthochdruck deshalb unumgänglich, wenn gemeinsam über die notwendigen therapeutischen Maßnahmen nachgedacht werden soll – und natürlich auch über die Möglichkeiten und Erfolgsaussichten einer (ergänzenden) nichtmedikamentösen Therapie (40, 41). Damit ist insbesondere eine Änderung des Lebensstils gemeint, etwa bezüglich der Essgewohnheiten, der körperlichen Betätigung sowie der Einstellung gegenüber Rauchen und Alkohol. Hinzu kommen Übungen zur Stressreduktion, zum Beispiel Yoga und Meditation.

Bekämpfung des hohen Blutdrucks durch Sport und Meditation?

Wie schon erwähnt, kann chronischer Stress eine (Mit-)Ursache der Fettsucht sein, und fettleibige Menschen leiden meistens auch unter Bluthochdruck, genauer gesagt: an einem „Metabolischen Syndrom". Dies ist eine Kombination von Adipositas (Bauchfett!), Diabetes Typ 2 und Hochdruck. Eine Reduktion des Körpergewichts durch mehr Bewegung und Umstellung der Ernährung – weniger essen, geringer Salzkonsum und regelmäßiger Sport – wirkt dann oft Wunder. Bei jedem zweiten an einer Hypertonie leidenden Fettleibigen sinkt der Blutdruck bei Gewichtsabnahme. Wer täglich mindestens 30 Minuten Sport treibt, reduziert den Blutdruck um bis zu 10 mm Hg und den Ruhepuls von durchschnittlich 70 auf etwa 60 Schläge pro Minute (25). Außerdem verringert körperliche Aktivität den Stress und damit auch das Risiko, an einer (durch Stress bedingten) Hypertonie und ihren Folgen zu erkranken (1, 3, 31).

Der an der Universität Zürich tätige Psychologe Markus Heinrichs und seine Kollegen untersuchten durchtrainierte Spitzensportler, Amateursportler und untrainierte Probanden mit einem psychologischen Testverfahren (dem Trier Social Stress Test). Dabei mussten die Versuchspersonen die Rolle eines Stellenbewerbers annehmen und sich in einem anstrengenden „Bewerbungsgespräch" in freier Rede den Psychologen fünf

Minuten lang vorstellen und sie anschließend in einem wiederum anstrengenden Interview von ihren Fähigkeiten überzeugen. Bei allen Teilnehmern erhöhten sich die (in Speichelproben bestimmten) Werte des Stresshormons Kortisol und die Pulsfrequenz (und damit der Blutdruck). Aber die Zunahme war bei den Untrainierten deutlich stärker als bei denjenigen, die regelmäßig Sport trieben. Sport erhöht also die Resistenz gegen mentalen Stress, so die Quintessenz der Züricher Studie (35, 36).

Bekanntermaßen reduziert nicht nur Sport den Stress, sondern auch Meditation. Aber: Kann eine solche Stressreduktion auch den Blutdruck senken? In einer aktuellen, gut dokumentierten Studie untersuchten Sanford Nidich und Kollegen 159 Studenten, die ein hohes Risiko hatten, an Hypertonie zu erkranken. Die Studienteilnehmer praktizierten 2-mal täglich für je 20 Minuten Transzendentale Meditation. Nach drei Monaten fühlten sie sich weniger gestresst; ihr Blutdruck fiel allerdings nur minimal, nämlich um knapp 5 mm Hg (28). Meditation vermindert anscheinend die Sympathikusaktivität und erhöht jene im pararasympathischen Nervensystem – erkennbar an einer erhöhten Variabilität der Pulsfrequenz (39). Dass eine solche Erhöhung der Variabilität der Intervalle zwischen den Herzschlägen auch einen krankhaft erhöhten Blutdruck senken kann, das hatten unlängst Robert Nolan und seine Kollegen von der Universität Toronto nachgewiesen (29). Die kanadischen Forscher ließen 65 Patienten mit unkompliziertem

Bluthochdruck ein „neurokardiales Verhaltenstraining“ absolvieren, was zum einen die Variabilität der Herzfrequenz (bzw. den Vagotonus) erhöhte und zum anderen den systolischen Blutdruck leicht senkte – signifikant und ohne Medikamente.

Schon Anfang der 1970er Jahre hatten Forscher der Harvard University herausgefunden, dass Meditation nicht nur den Blutdruck senkt und den Sauerstoffverbrauch drosselt, sondern auch Geist und Körper entspannt (4). Eine solche Entspannungsreaktion sei eben das „Gegenstück der Stressreaktion“ und könne so „vor den krank machenden Folgen von übermäßigem Stress schützen“, sagt Jon Kabat-Zinn in seinem Buch *„Gesund durch Meditation“* (21). Der amerikanische Molekularbiologe und buddhistische Meditationslehrer hat das grundlegende Übungsprogramm zur Entspannung und Stressreduktion entwickelt. Damit können Meditierende lernen, sich in einen Zustand der Achtsamkeit zu versetzen, also des gleichmütigen Gewahr-Werdens von körperlichen Vorgängen (wie das Ein- und Ausatmen), aber auch von Sinneseindrücken, Gedanken, Gefühlen und Erinnerungen. Inzwischen hat Stressbewältigung durch Meditation und Achtsamkeit weltweit auch Einzug in medizinische Einrichtungen gefunden. Eine solche Stressbewältigung tut den an Hypertonie Erkrankten gut. Denn sie sind ja, wie gesagt, meist besonders stressempfindlich und neigen überdies auch dazu, feindselig zu sein und sich ständig zu ärgern.

Offenbar lassen sich Feindseligkeit und Ungeduld durch Meditation abgewöhnen sowie umgekehrt Gelassenheit und ein positiv gestimmtes, ausgeglichenes Gemüt durch Meditationsübungen in Achtsamkeit trainieren, quasi erlernen. Und das verändert sogar die Hirnströme (9). Aber wie ändert sich dabei die *Struktur* des Gehirns? Und wo im Gehirn verändert sie sich?

Das sind Fragen, die heute mit bildgebenden Verfahren beantwortet werden können – vor allem dank der Magnetresonanztomographie (MRT), die es ermöglicht, Veränderungen in der „Grauen Substanz" des Gehirns (unseren „grauen Zellen") millimetergenau zu lokalisieren und zu quantifizieren. Beispielsweise beobachtete man „einen Substanzabbau im rechten Mandelkern (Amygdala), der signifikant mit dem (verminderten) Stresserleben zusammen hing". So resümiert Ulrich Ott (33, S. 181) in seinem Buch *„Meditation für Skeptiker"* das Ergebnis einer Studie seiner Kollegin Britta Hölzel mit Sara Lazar von der Harvard Medical School (16)[3]. Diese Erkenntnis ist aufsehenerregend. Denn der Mandelkern ist unsere emotionale Zentrale für Angst- und Ärgerreaktionen, und er hat damit auch eine besondere Aufgabe im Stresserleben: Wann immer dieser tief unter der Hirnrinde im Schläfenlappen gelegene Hirnkern psychologische Stressreize als bedrohlich

[3] S. auch http://www.fr-online.de/wissenschaft/meditation-sanfter-umbau-des-gehirns,1472788,5024844.html.

bewertet, schlägt er Alarm und löst daraufhin eine „Notfallreaktion" aus. Der Sympathikus wird aktiviert und der parasympathische Vagusnerv gehemmt; Herzfrequenz und Blutdruck steigen – insbesondere bei Ärger, so der Psychokardiologe Herrmann-Lingen (15, S. 199).

Ohne Frage verbessert Stressreduktion die Lebensqualität und das Wohlbefinden – gerade bei Menschen mit Bluthochdruck. Wie Gelassenheit am besten erreicht werde, das müsse aber jeder für sich selbst herausfinden, meint der renommierte südafrikanische Kardiologe Lionel Opie. Er selbst ziehe es vor, beim Wandern an den bewaldeten Hängen des Tafelbergs zu meditieren, aber auch in seinem Garten in Kapstadt, wo er sich beim Anblick der Blumen entspanne und seine Gedanken wandern lasse (31, S. 180). Bestimmt wäre „gestressten" Menschen mit Bluthochdruck aber auch ein besseres Stressmanagement mit „Köpfchen" zu wünschen, wobei sie herausfinden sollten, wie sie ihren spezifischen Stress identifizieren können, um dann besser mit ihm umgehen zu können. Denn: Gesundheit beginnt im Kopf.

Literatur

1 Albus C (2008). Risikoverhalten. In: Herrmann-Lingen C, Albus C, Titscher G (Hrsg). Psychokardiologie. Ein Praxisleitfaden für Ärzte und Psychologen. Köln: Deutscher Ärzte-Verlag; 83–91.

2 Albus C (2008). Arterielle Hypertonie. In: Herrmann-Lingen C, Albus C, Titscher G (Hrsg). Psychokardiologie. Ein Praxisleitfaden für Ärzte und Psychologen. Köln: Deutscher Ärzte-Verlag; 10–6.

3 Bauer K, Ennker J, Bauer S (2011). Leben nach dem Herzeingriff. Ursachen verstehen, Heilung fördern, gesund leben. Berlin, Heidelberg: Springer; 102–3.

4 Beary JF, Benson H (1974). A simple psychophysiologic technique which elicits the hypometabolic changes of the relaxation response. Psychosom Med; 36(2): 115–20.

5 Brady SS, Matthews KA (2006). Chronic stress influences ambulatory blood pressure in adolescents. Ann Behav Med; 31(1): 80–8.

6 Calhoun DA, Oparil S (1996). Primary hypertension and sympathetic nervous activity. In: Robertson D, Low PA, Polinsky RJ (eds). Primer on the Autonomic Nervous System. London: Academic Press Ltd; 143–9.

7 Calhoun DA, Mutinga ML, Collins AS, Wyss JM, Oparil S (1993). Normotensive blacks have heightened sympathetic response to cold pressor test. Hypertension; 22: 801–5.

8 Consoli SM, Lemogne C, Roch B, Laurent S, Plouin PF, Lane RD (2010). Differences in emotion processing in patients with essential and secondary hypertension. Am J Hypertens; 23(5): 515–21.

9 Davidson RJ, Kabat-Zinn J, Schumacher J, Rosenkranz M, Muller D, Santorelli SF, Urbanowski F et al. (2003). Alterations in brain and immune function produced by mindfulness meditation. Psychosom Med; 65: 564–70.

10 Dworkin BR, Filewich RJ, Miller NE, Craigmyle N, Pickering TG (1979). Baroreceptor activation reduces reactivity to noxious stimulation: implications for hypertension. Science; 205: 1299–301.

11 Gianaros PJ, Derbyshire SW, May JC, Siegle GJ, Gamalo MA, Jennings JR (2005). Anterior cingulate activity correlates with blood pressure during stress. Psychophysiology; 42(6): 627–35.

12 Gianaros PJ, Sheu LK, Matthews KA, Jennings JR, Manuck SB, Hariri AR (2008). Individual differences in stressor-evoked blood pressure reactivity vary with activation, volume, and functional connectivity of the amygdala. J Neurosci; 28(4): 990–9.

13 Gianaros PJ, Onyewuenyi IC, Sheu LK, Christie IC, Critchley HD (2012). Brain systems for baroreflex suppression during stress in humans. Hum Brain Mapp; 33(7): 1700–16.

14 Grassi G, Turri C, Vailati S, Dell'Oro R, Mancia G (1999). Muscle and skin sympathetic nerve traffic during the "white-coat" effect. Circulation; 100: 222–5.

15 Herrmann-Lingen C (2008). Psychophysiologische Diagnostik. In: Herrmann-Lingen C, Albus C, Titscher G (Hrsg). Psychokardiologie. Ein Praxisleitfaden für Ärzte und Psychologen. Köln: Deutscher Ärzte-Verlag; 195–200.

16 Hölzel BK, Carmody J, Evans KC, Hoge EA, Dusek JA, Morgan L, Pitman RK, Lazar SW (2010). Stress reduction correlates with structural changes in the amygdala. Soc Cogn Affect; 5(1): 11–7.

17 Jennings JR, Kamarck TW, Everson-Rose SA, Kaplan GA, Manuck SB, Salonen JT (2004). Exaggerated blood pressure responses during mental stress are prospectively related to enhanced carotid atherosclerosis in middle-aged Finnish men. Circulation; 110(15): 2198–203.

18 Jonas BS, Lando JF (2000). Negative affect as a prospective risk factor for hypertension. Psychosom Med; 62: 188–96.

19 Julius S, Nesbitt S (1996). Sympathetic overactivity in hypertension. A moving target. Am J Hypertens; 9, Suppl: S113–20.

20 Julius S, Majahalme S (2000). The changing face of sympathetic overactivity in hypertension. Ann Med; 32: 365–70.

21 Kabat-Zinn J (2010). Gesund durch Meditation. Das große Buch der Selbstheilung. 9. Aufl. Frankfurt a. M.: Fischer Taschenbuch.

22 Kalil GZ, Haynes WG (2012). Sympathetic nervous system in obesity-related hypertension: mechanisms and clinical implications. Hypertens Res; 35(1): 4–16.

23 Khan TV, Khan SS, Akhondi A, Khan TW (2007). White coat hypertension: relevance to clinical and emergency medical services personnel. Med Gen Med; 9(1): 52.

24 Mancia G, Grassi G, Parati G, Daffonchio A (1993). Evaluating sympathetic activity in human hypertension. J Hypertens; 11, Suppl 5: S13–9.

25 Martin JE, Dubbert PM, Cushman WC (1990). Controlled trial of aerobic exercise in hypertension. Circulation; 81(5): 1560–7.

26 Matthews KA, Zhu S, Tucker DC, Whooley MA (2006). Blood pressure reactivity to psychological stress and coronary calcification in the Coronary Artery Risk Development in Young Adults Study. Hypertension; 47(3): 391–5.

27 Moseley JV, Linden W (2006). Predicting blood pressure and heart rate change with cardiovascular reactivity and recovery: results from 3-year and 10-year follow up. Psychosom Med; 68: 833–43.

28 Nidich SI, Rainforth MV, Haaga DA, Hagelin J, Salerno JW, Travis F, Tanner M et al. (2009). A randomized controlled trial on effects of the Transcendental Meditation program on blood pressure, psychological distress, and coping in young adults. Am J Hypertension; 22: 1326–31.

29 Nolan RP, Floras JS, Harvey PJ, Kamath MV, Picton PE, Chessex C, Hiscock N et al. (2010). Behavioral neurocardiac training in hypertension: a randomized, controlled trial. Hypertension; 55(4): 1033–9.

30 Noll G, Wenzel RR, Binggeli C, Corti C, Luscher TF (1998). Role of sympathetic nervous system in hypertension and effects of cardiovascular drugs. Eur Heart J; 19, Suppl F: F32–8.

31 Opie LH (2011). Living Longer, Living Better. Exploring the Heart-Mind Connection. Oxford, New York: University Press.

32 Osborn JL, Plato CF, Gordin E, He XR (1997). Long-term increases in renal sympathetic nerve activity and hypertension. Clin Exp Pharmacol Physiol; 24: 72–6.

33 Ott U (2010). Meditation für Skeptiker. Ein Neurowissenschaftler erklärt den Weg zum Selbst. München: O.W. Barth.
34 Rau H, Elbert T (2001). Psychophysiology of arterial baroreceptors and the etiology of hypertension. Biol Psychol; 57: 179–201.
35 Rimmele U, Zellweger BC, Marti B, Seiler R, Mohiyeddini C, Ehlert U, Heinrichs M (2007). Trained men show lower cortisol, heart rate and psychological responses to psychosocial stress compared with untrained men. Psychoneuroendocrinology; 32: 627–35.
36 Rimmele U, Seiler R, Marti B, Wirtz PH, Ehlert U, Heinrichs M (2009). The level of physical activity affects adrenal and cardiovascular reactivity to psychosocial stress. Psychoneuroendocrinology; 34: 190–8.
37 Rüegg JC (2011). Gehirn, Psyche und Körper. Neurobiologie von Psychosomatik und Psychotherapie. 5. Aufl. Stuttgart: Schattauer.
38 Sinha R, Lovallo WR, Parsons OA (1992). Cardiovascular differentiation of emotions. Psychosom Med; 54: 422–35.
39 Takahashi T, Murata T, Hamada T, Omori M, Kosaka H, Kikuchi M, Yoshida H, Wada Y (2005). Changes in EEG and autonomic nervous activity during meditation and their association with personality traits. Int J Psychophysiol; 55(2): 199–207.
40 Titscher G (2008). Arterielle Hypertonie. In: Herrmann-Lingen C, Albus C, Titscher G (Hrsg). Psychokardiologie. Ein Praxisleitfaden für Ärzte und Psychologen. Köln: Deutscher Ärzte-Verlag; 129–42.
41 Titscher G (2008). Arzt-Patient-Beziehung: In: Herrmann-Lingen C, Albus C, Titscher G (Hrsg). Psychokardiologie. Ein Praxisleitfaden für Ärzte und Psychologen. Köln: Deutscher Ärzte-Verlag; 201–16.
42 Vissing SF, Hjortso EM (1996). Central motor command activates sympathetic outflow to the cutaneous circulation in humans. J Physiol; 492: 931–9.

43 Yan LL, Liu K, Matthews KA, Daviglus ML, Ferguson TF, Kiefe CI (2003). Psychosocial factors and risk of hypertension: the Coronary Artery Risk Development in Young Adults (CARDIA) Study. JAMA; 290(16): 2138–48.
44 Zanchetti A, Mancia G (1991). Cardiovascular reflexes and hypertension. Hypertension; 18, Suppl 5: S13–21.
45 Zucker IH (2002). Brain angiotensin II: new insights into its role in sympathetic regulation. Circ Res; 90(5): 503–5.

7 Herzschwäche und Depression

Warum Bewegung guttut

Atemnot beim Treppensteigen? Viele ältere Menschen klagen über solche Beschwerden. Manche leiden an einer „Pumpschwäche“, einer chronischen Herzinsuffizienz. In Deutschland erkranken daran pro Jahr mindestens eine Viertel Million Menschen (1). Sie ist oftmals die Folge von Bluthochdruck und anderen Erkrankungen des Herz-Kreislauf-Systems, etwa Entzündungen der Herzmuskulatur, Herzklappenfehler oder einer Koronaren Herzkrankheit. Die Schwäche der Herzmuskulatur kann aber auch genetische Ursachen haben. Die Betroffenen fühlen sich schwach, sie sind kurzatmig und oftmals auch depressiv. Kurz: Ihre Lebensqualität ist gering. Manche Herz-Patienten, die unter einer chronischen Herzschwäche leiden, bewegen sich zu wenig, weil sie alle körperlichen Aktivitäten schnell ermüden. Bis in die 80er Jahre des letzten Jahrhunderts haben daher die Ärzte auch ihren herzkranken Patienten geraten, von allen anstrengenden körperlichen Tätigkeiten abzusehen, um das schwache Herz möglichst zu schonen. Heute denken Kardiologen anders (7, 38). Etwas mehr Bewegung tue gut, sagt auch der Kölner Psychokardiologe Christian Albus (2). Schon ein halbstündiger Spaziergang täglich sei hilfreich. Dadurch könne die durch Herzerkrankungen bedingte Sterblichkeit um über 20 % reduziert werden. Epidemiologische Studien bestätigen, dass regelmäßige Bewegung (mindestens 1,5 Stunden Gehen pro Woche) Körper und Geist länger gesund hält, auch bei alten Menschen (37). „Bewegung ist das Elixier des Lebens“, schreibt der renommierte Kardiologe Lionel Opie in seinem Bestseller *„Living Longer, Living Better“* (27). Die einem Herz-Patienten erlaubte körperliche Aktivität hängt nun freilich sehr von seiner körperlichen Belastbarkeit ab – also von der Leistung, die er ohne ein gesundheitliches Risiko und beschwerdefrei erbringen kann – beispielsweise auf einem Fahrradergometer. Liegt sie unter 75 Watt, ist Vorsicht geboten. Herzkranke sollten dann nur unter ärztlicher Aufsicht Sport betreiben. Und gegebenenfalls empfiehlt dann der Arzt, sich einer „Herzsportgruppe“ anzuschließen, um – etwa durch „Walking“ – die körperliche Fitness zu trainieren (3). Wie wir schon sahen, senkt ein Ausdauertraining die Ruhefrequenz des Herzens und den Blutdruck (s. Kap. 2). Somit verbraucht die Herzmuskulatur weniger Sauerstoff, sie arbeitet ökonomischer. Und vor allem kräftigt ein Fitnesstraining die Körpermuskulatur, die bei Herzkranken geschwächt und zudem krankhaft verändert ist. Kardiologen sprechen von einer metabolischen Myopathie (8, 35). Nach der „Muskeltheorie der Herzinsuffizienz“ ist es hauptsächlich diese Veränderung in der Muskulatur und nicht etwa – wie man intuitiv erwarten würde – die Herzschwäche *per se*, die der Leistungsminderung und Kurzatmigkeit bei geringen Belastungen zugrunde liegt (9). Bekanntermaßen ermüden Herzkranke sehr schnell, wenn sie sich körperlich etwas anstrengen. Ihre geschwächten Muskeln spüren diese Ermüdung dank besonderer Sensoren (so genannter Ergorezeptoren) und signalisieren es dem Gehirn (33). Dadurch wird insbesondere das Atemzentrum im Hirnstamm erregt, was nun reflexartig ein Gefühl der Atemnot auslöst, eine Dyspnoe. Zudem wird der Sympathikus aktiviert und die neuronale Aktivität in dessen Gegenspieler, dem (parasympathischen) Vagusnerv, gehemmt. Dadurch schlägt das Herz schneller, die Blutgefäße ziehen sich zusammen, und der Blutdruck steigt. Dies bewirkt jedoch, dass sich das Herz selbst bei geringen körperlichen Belastungen enorm anstrengen muss, um das Blut in die Hauptschlagader zu pumpen. Dies und die ständige Überaktivierung des Sympathikus schaden auf Dauer dem Herzen, was wiederum die Herzinsuffizienz verschlimmert (Abb. 7.1). Dagegen wirkt nun das Körpertraining. Es kräftigt die geschwächte Muskulatur und bremst zudem den Sympathikus aus – so wird die Kurzatmigkeit vermindert (7). Und damit erhöht sich die Lebensqualität der Betroffenen; sie fühlen sich belastbarer, weniger müde und auch weniger depressiv. Trübsinn ist bekanntermaßen eine häufige Begleiterscheinung chronischer Herzschwäche, und wie wir sehen werden, wirkt ein körperliches Training fast genauso gut gegen Depressionen wie ein modernes Antidepressivum.

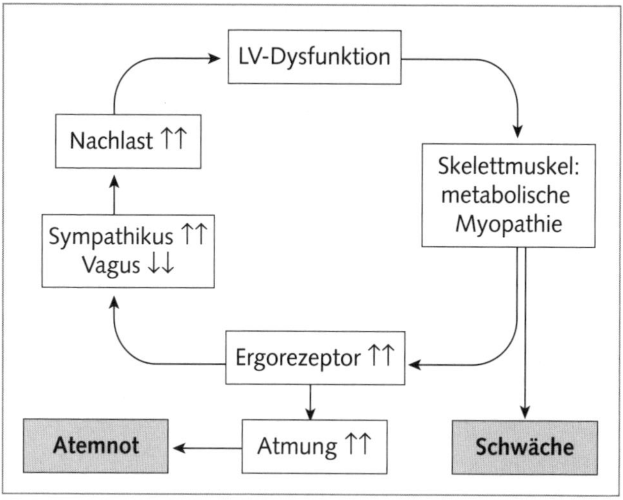

Abb. 7.1 Beziehung von Muskelschwäche und Links-Herzinsuffizienz (LV-Dysfunktion) – ein Circulus vitiosus (mod. nach 23, vgl. 9). Nach der „Muskeltheorie der Herzinsuffizienz" (9) bewirkt eine pathologisch verminderte Aktivität des Linken Ventrikels (LV-Dysfunktion) eine ungenügende Durchblutung und Schwäche der Muskulatur (metabolische Myopathie). Dies führt zu einer Überaktivierung spezieller Muskelsensoren (Ergorezeptoren), die ihrerseits die Atmung stimulieren und die Aktivität im sympathischen Nervensystem stark erhöhen. Infolgedessen steigen der Blutdruck und somit die Druckbelastung („Nachlast") der linken Herzkammer, was deren Pumpfunktion zunehmend beeinträchtigt: Die in der Systole ausgeworfene Blutmenge beträgt deutlich weniger als die Hälfte des in der Herzkammer vorhandenen Blutvolumens.

Depression und Pumpschwäche

Chronische Herzinsuffizienz ist nicht nur eine Sache des Herzens. Es handelt sich hierbei vielmehr um eine systemische Erkrankung, an der u.a. die Skelettmuskulatur, das Immunsystem, Hormone, das autonome Nervensystem und, nicht zuletzt, die Psyche beteiligt sind. Wie der Göttinger Psychokardiologe Christoph Herrmann-Lingen betont, treten bei herzinsuffizienten Patienten depressive Symptome deutlich häufiger auf als bei Gesunden. Und das hängt zweifellos damit zusammen, dass die körperlichen Beschwerden die Lebensqualität Herzkranker erheblich einschränken (22). Depressive Verstimmungen finden sich bei bis zu 50 % der Herz-Patienten (20). Und dabei besteht eine klare psychosomatische Beziehung zwischen Depression, Leidensdruck und klinischem Schweregrad der Herzinsuffizienz. Gemäß der Empfehlung der New York Heart Association (NYHA) unterscheidet man vier Stadien der Herzinsuffizienz:

- NYHA I: Keine Beschwerden bei alltäglichen Belastungen
- NYHA II: Leichte Beschwerden und Leistungsminderungen bei alltäglichen Belastungen
- NYHA III: Erhebliche Leistungsminderung und Atemnot, bereits bei geringen Belastungen
- NYHA IV: Atemnot, schon in Ruhe

Je depressiver ein Herzkranker ist, umso mehr wird er natürlich auch unter seinen körperlichen Beschwerden leiden und sich darüber beschweren (19). Und wer „das Glas immer halb leer sieht“, wird die Schwere seines Herzleidens ohnehin überschätzen.

Bereits vor Jahren belegten Studien einen engen Zusammenhang zwischen Depression und Herzschwäche (18). Depressives Verhalten ist ein Indikator einer schlechten Prognose – auch und gerade im Falle einer chronischen Herzschwäche (16). Eine Depression kann jedoch eine chronische Herzerkrankung nicht nur verschlimmern, sondern – umgekehrt – auch deren Folge sein (14, 15, 19). Manche Herzkranken werden nämlich ängstlich und (sehr) depressiv, und der „negative Affekt“ verschlechtert dann wiederum ihre Gesundheit – ein wahrer Teufelskreis. Somit ist nicht nur aus physischen Gründen die Lebensqualität bei chronischen Erkrankungen des Herzens deutlich vermindert (22; vgl. auch www.neuro24.de/d9.htm).

Derzeit ist es allerdings cinc noch unbeantwortete Frage, wie Herzerkrankungen und Depressivität im Einzelnen zusammenhängen und wie sie sich gegenseitig beeinflussen. Nach neueren Erkenntnissen gibt es sowohl bei Depressionen als auch bei der Herzinsuffizienz deutliche Anzeichen eines Ungleichgewichts, einer Dysbalance im vegetativen Nervensystem (6). Diese bei Herzerkrankungen ominöse autonome Dysfunktion wird aufgrund einer verringerten Schwankungsbreite der Herzfrequenz diagnostiziert. Der Puls ist viel zu regelmäßig, und das bedeutet, dass die Aktivität im Parasympathikus zu klein und im Sympathikus viel zu hoch ist. Gleichzeitig erhöhen sich auch die Blutwerte des blutdrucksteigernden Hormons Angiotensin II. Hinzu kommen – womöglich auch eine Folge der Dysbalance – oftmals Entzündungsprozesse im Herzmuskel, die von einem Anstieg der Blutwerte entzündungsfördernder (proinflammatorischer) Botenstoffe begleitet sind (zum Beispiel Interleukin-6 und Tumornekrose-Faktor α). Sind vielleicht gerade diese Botenstoffe und die durch sie ausgelösten Entzündungserscheinungen an der Entstehung einer chronischen Herzmuskelschwäche beteiligt, wie vermutet wird (19, 28)?

Besagte Botenstoffe wirken aber nicht nur entzündungsfördernd im Herzen, sondern auch auf das Gehirn. Sie erzeugen Unlust (Anhedonie), Appetitlosigkeit und Niedergeschlagenheit – alles Symptome, die auch für die Depression typisch sind (32). Umgekehrt könnten die auch bei Depressiven vermehrt im Blut zirkulierenden proinflammatorischen Botenstoffe (Cytokine) ihrerseits auf das kranke Herz einwirken und dessen Zustand verschlimmern. Herrmann-Lingen postuliert einen „Psychosomatischen Circulus vitiosus der Herzinsuffizienz“ (19) (s. Abb. 7.2). Dabei ist allerdings nicht klar, ob die Entzündungsprozesse Ausgangspunkt für die depressiven Symptome sind oder ob umgekehrt eine Depression einen Anstieg entzündungsfördernder Cytokine bewirkt, die dann das Herz schädigen und damit die Prognose der Herzerkrankung verschlimmern.

Sollten sich Herzinsuffizienz und Depression tatsächlich gegenseitig verstärken, müssten allerdings moderne An-

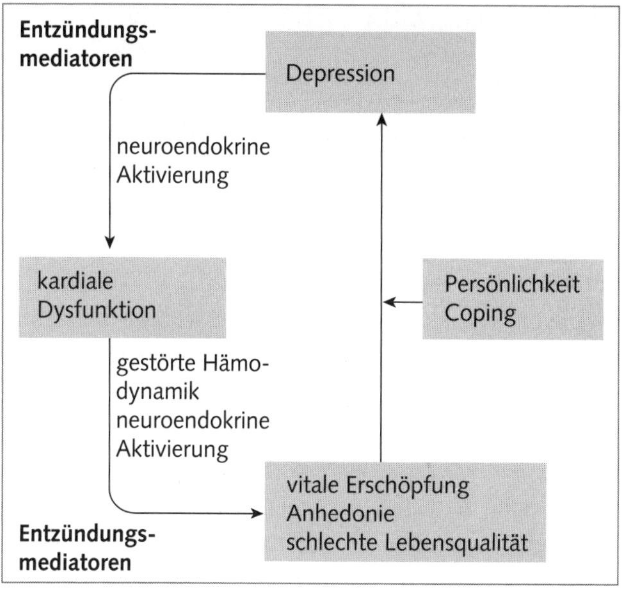

Abb. 7.2 Beziehung von Herzinsuffizienz und Depression (Psychosomatischer Circulus vitiosus der Herzinsuffizienz) (mod. nach 20)

tidepressiva (SSRI) oder psychotherapeutische Verfahren auch die körperlichen Beschwerden der Herz-Patienten lindern, und nicht nur deren Lebensqualität. Ist das so? Diese Frage wird kontrovers diskutiert (6). Überzeugender als Antidepressiva hilft ein Fitnesstraining. Es reduziert nämlich nicht nur körperliche Beschwerden der Herzinsuffizienz wie Schwäche, Müdigkeit und Atemnot; es wirkt auch gegen Depressionen, und zwar fast genauso gut wie ein Antidepressivum. Und damit hebt es die Lebensqualität der Betroffenen (4).

Fitnesstraining wirkt auch antidepressiv

Der an der Duke University tätige Psychotherapie-Forscher James Blumenthal und seine Kollegen verglichen die Wirkung eines Ausdauertrainings mit dem therapeutischen Effekt von Sertralin (4). Bei diesem Antidepressivum handelt es sich um einen so genannten SSRI, einen Serotonin-Wiederaufnahmehemmer, der im Gehirn – in den Synapsen – die verfügbare Menge des Botenstoffs Serotonin erhöht und damit die Befindlichkeit eines Menschen verbessert. Die Überraschung: Der Heilerfolg eines Körpertrainings war etwa so gut wie bei der medikamentösen Therapie. Bei fast der Hälfte der Trainierenden verschwand die Depression nach der vier Monate dauernden Therapie. In der mit Placebo behandelten Kontrollgruppe war das aber nur bei jedem Dritten der Fall. Wirkt also ein Ausdauertraining wie ein Medikament? Diese Frage bewegt auch die biomedizinische Grundlagenforschung, wie wir sehen werden.[1]
Um die Wirkung eines Körpertrainings auf das Gehirn besser zu verstehen, untersuchten der amerikanische Psychobiologe Ronald Duman und seine Kollegen von der Yale University in New Haven das Verhalten chronisch gestresster Labormäuse, die sich „ängstlich und depressiv" verhielten. Mäuse mögen es, herumzurennen.

---

[1] Vgl. dazu auch meine Ausführungen auf S. 115–118 in dem Buch *Mind & Body* (31).

Wenn sich die gestressten Nager in einer Tretmühle nach Belieben austoben durften, normalisierte sich ihr Zustand mit der Zeit – genauso wie bei den Versuchstieren, die mit einem Antidepressivum behandelt worden waren (11). Wie die Forscher weiter feststellten, produzierten diejenigen Mäuse, die sich im Laufrad lange abstrampelten, im Gehirn erheblich größere Mengen eines Proteinfaktors namens VGF (vascular growth factor) als jene, die sich nur wenig bewegten (21). VGF ist ein körpereigener Wachstumsfaktor, von dem man vermutet, dass er Hirnzellen protegiert. Möglicherweise schützt er auch vor einer Depression. Jedenfalls wurden gentechnisch veränderte Mäuse, die diesen Faktor nicht herstellen konnten, depressiv, selbst wenn sie im Laufrad rennen durften. Wurde aber diesen quasi-depressiven Mäusen eine dem VGF-Molekül analoge synthetische Substanz ins Gehirn gespritzt, normalisierte sich ihr Verhalten – so, als ob sie ein antidepressiv wirkendes Medikament erhalten hätten, berichteten die Forscher der Yale University. Sie folgerten deshalb, dass ein intensives Körpertraining die Produktion von VGF im Gehirn ankurbele und dass dieser Faktor wie ein körpereigenes Antidepressivum wirke – wie übrigens auch VEGF (vascular endothelial growth factor) (36).

Ein erhöhter Pegel von VGF bzw. VEGF und anderen Wachstumsfaktoren wie BDNF (brain-derived neurotrophic factor) führt zum Wachstum neuer Nervenzellen im Gehirn (13). Ein Fitnesstraining fördert deshalb – zumindest im Tierversuch – nicht nur die Produktion von

VGF (21); es stimuliert auch die Bildung neuer Nervenzellen im Gehirn (17). Betroffen von dieser Neurogenese ist vor allem der Hippocampus, ein im Schläfenlappen gelegener Hirnteil, von dem man weiß, dass er bei chronischem Stress und bei Depressionen schrumpft, weil Neuronen absterben, aber nicht schnell genug durch Neurogenese ersetzt werden können. Bei klinisch depressiven Personen kann der Hippocampus sogar bis zu 20 % seines Volumens einbüßen – genauso wie bei lang anhaltendem, unbewältigtem Stress, wie Douglas Bremner und seine Kollegen von der Emory University in Atlanta mit Hilfe der Kernspintomographie (MRT) nachweisen konnten (5). Eine solche strukturelle Veränderung ist denn auch mit einer Einschränkung kognitiver Fähigkeiten verknüpft, insbesondere mit dem Erinnerungsvermögen. Das ist nicht überraschend – denn die Hippocampusformation ist an vielen Gedächtnisleistungen maßgeblich beteiligt.

Herzsport und Neurogenese

Natürlich lässt sich die versiegende Neurogenese auch wieder ankurbeln, und zwar ausgerechnet durch Psychopharmaka (SSRI), die schon seit langem zur Therapie von Depressionen verwendet werden (10), aber eben auch durch Fitnesstraining. Die verkümmerten Neuronen werden durch neue ersetzt, die aus neuronalen Stammzellen gebildet werden. Diese Nervenzellen waren besonders zahlreich, wenn sich die Versuchstiere – junge Labormäuse – intensiv bewegten, und diejenigen, die im Laufrad „freiwillig" am fleißigsten rannten, produzierten auch die meisten Neuronen – jedenfalls sehr viel mehr als jene, die nur träge herumsaßen oder sich gezwungenermaßen in einer automatisch rotierenden Tretmühle bewegten (25).

Das intensive Körpertraining stimuliert bei den Labormäusen aber nicht nur die Neurogenese, sondern auch die Angiogenese im Hippocampus, d. h. die Bildung neuer Blutgefäße. Diese versorgen die neu gebildeten Neuronen mit Sauerstoff und mit energieliefernden Substraten, die für die Funktion der Nervenzellen dringend benötigt werden (29). Dementsprechend korreliert die Neurogenese mit der Bildung neuer Blutgefäße bzw. mit der durch das Training induzierten Zunahme des zerebralen Blutvolumens (CBV) im Hippocampus – genauer gesagt, in einem Teilbereich namens Gyrus dentatus. Im menschlichen Großhirn ließen sich die infolge intensiver körperlicher Aktivität neu gebildeten Neuronen ebenfalls nachweisen, allerdings nur indirekt – durch Bestimmung des CBV des Gyrus dentatus als „In-vivo-Korrelat der Neurogenese".

Mit einem bildgebenden Verfahren, einer speziellen MRT-Technik, fanden an der Columbia University in New York forschende Neurobiologen heraus, dass ein zwölf Wochen dauerndes aerobes Fitnesstraining einer Gruppe von elf zuvor eher inaktiven Männern und Frauen zu einer deutlichen Zunahme des CBV im Gyrus dentatus des Hippocampus führte. Darin sahen die Forscher nicht nur einen Beleg für die Neubildung von Blutgefäßen, sondern auch für die (damit korrelierende) Neurogenese im menschlichen Großhirn (29).

Mit der besseren Durchblutung und Regeneration des Hippocampus wurde bei den Trainierenden auch das Gedächtnis gestärkt – nicht überraschend, da ja die Funktionsweise des Gedächtnisses entscheidend von diesem Hirnteil abhängt. Die trainierten Versuchsteilnehmer erinnerten sich somit besser als zuvor an neu gelernte Wörter, und sie konnten zudem auch ihre körperliche Fitness bzw. ihre aerobe Ausdauer und Befindlichkeit verbessern. Außerdem bewirkt ein Fitnesstraining eine Zunahme des Hippocampusvolumens, und es verbessert nicht nur das Gedächtnis, sondern auch andere kognitive Leistungen (12) – übrigens auch bei etwas vergesslichen älteren Menschen (24). Es mildert außerdem die Symptome einer klinischen Depression, wie wir bereits sahen. Damit stellt sich die Frage: Könnte auch diesem heilsamen, antidepressiven Effekt des Körpertrainings eine verbesserte Neurogenese im Hippocampus zugrunde liegen? Dafür spricht, dass eine kompromittierte Neurogenese im Hippocampus bzw. eine verminderte Neuroplastizität entscheidend zur Entstehung einer Depression beiträgt (34). Und auch, dass ein Fitnesstraining die Neurogenese verstärkt, fast genauso gut wie moderne Antidepressiva (SSRI), und darauf soll ja weitgehend ihr therapeutischer Effekt beruhen. Zumindest im Tiermodell zeigt sich das, sagt der Psychobiologe Ronald Duman (13).

Nach dem Gesagten überrascht es nicht, dass etwas mehr Bewegung, beispielsweise leichte Spaziergänge, depressiven Herzkranken guttut und ihre Lebensqualität verbessert. Wie zu Beginn erwähnt, hängt nun aber die erlaubte körperliche Aktivität sehr von der physischen Belastbarkeit ab. Und diese ist bei einer schweren Herzinsuffizienz sehr gering. Im Stadium IV der NYHA-Klassifikation empfindet der Patient schon bei völliger körperlicher Ruhe Atemnot; er bekommt nicht mehr genügend Luft, leidet unter Dyspnoe. Lässt die Kraft der Pumpe in der linken Herzkammer nach, hat dies zur Folge, dass das aus den Lungen der Kammer zufließende Blut nicht schnell genug weggeschafft und in den Körperkreislauf gepumpt wird. Es kommt zum Stau. Die Blutgefäße der Lungen sind überfüllt. Wenn dann, im schlimmsten Fall, Blutflüssigkeit sogar in die Lungenbläschen gelangt, entsteht ein Lungenödem, mit hörbaren Rasselgeräuschen. Die Betroffenen husten, und sie ringen nach Luft, weil sie „Wasser in der Lunge haben" und innerlich „fast ertrinken". Da das Blut in der Lunge nicht hinreichend mit Sauerstoff gesättigt wird, ist es nicht mehr hellrot; die Lippen sind daher meist bläulich (livide). Lässt aber die Pumpleistung auch noch in der rechten Herzkammer nach, so staut sich das Blut auch in den Venen des großen Kreislaufs, vor allem in den unteren Körperpartien. Die Füße sind geschwollen, oftmals auch die Halsvenen. Da das gestaute Blut in den gefüllten Venen unter erhöhtem Druck steht, drückt sich Blutflüssigkeit sogar in die Gewebe. Es kommt zu Wassereinlagerungen, zu Ödemen, insbesondere in Beinen und Füßen.

Manchmal sammelt sich Wasser aber auch in der Bauchhöhle (Aszites). Mundartlich spricht man von „Wassersucht". Nachts wird das tagsüber eingelagerte Wasser teilweise wieder durch die Niere ausgeschwemmt, da dann das Herz weniger belastet ist. Die Herzinsuffizienten leiden daher unter nächtlichem Harndrang, einer Nykturie. Kein Wunder, denn der Blutpegel eines harntreibenden Peptids, das im Herzen selbst gebildete Hormon ANP (atriales natriuretisches Peptid), ist bei Herzkranken deutlich erhöht. Anscheinend hat aber ANP nicht nur eine Wirkung auf die Niere, sondern auch auf die Psyche; dadurch könnte, so Herrmann-Lingen, „die Zunahme der Angst bei herzinsuffizienten Patienten begrenzt werden" (19).

Bei einer ausgeprägten Insuffizienz des linken Herzens wird in der Systole mit jedem Herzschlag zu wenig Blut in den Körperkreislauf gepumpt – meist deutlich weniger als die Hälfte des in der Herzkammer vorhandenen Blutes. Das kann an der Herzschwäche liegen – man spricht von systolischer Herzinsuffizienz – oder aber daran, dass sich die Herzkammer zwischen den Schlägen – in der Diastole – nicht ausreichend mit Blut füllt (diastolische Herzinsuffizienz). Kompensatorisch erhöht sich daher der Puls, die Herzfrequenz, indem der Sympathikus das Herz antreibt. Aber das reicht nicht: Die Pumpleistung des Herzens (das Herzzeitvolumen) bleibt nach wie vor ungenügend, zumal die Herzmuskelzellen im insuffizienten Herzen so geschädigt sind, dass sie auf den „Tonus“ des Sympathikus bzw. dessen Überträgerstoff (Noradrenalin) nicht mehr richtig ansprechen. Ihre Fähigkeit zu kontrahieren (Kontraktilität) ist erheblich beeinträchtigt – ebenso die Erschlaffung (Relaxation) der Herzmuskelzellen (Kardiomyocyten) nach erfolgter Kontraktion.

Andererseits werden bei chronischer Herzschwäche gewisse Muskeleiweißkörper vermehrt gebildet, beispielsweise das bereits erwähnte, von den Muskelzellen der Herzvorhöfe produzierte ANP oder das (nur) in der Arbeitsmuskulatur des insuffizienten Herzens und im Gehirn gebildete BNP (brain-derived natriuretic peptide), dessen Blutwerte mit der Schwere der Herzinsuffizenz korrelieren (1). Die Ursache all dieser Veränderungen ist ein molekularer Umbau des Myokards, ein so genanntes Remodeling – letztlich eine Veränderung in der Aktivität (Expression) bestimmter Gene in den Kardiomyocyten. Das Herz wird immer größer, es dilatiert. Diese Herzerweiterung führt zu einer erheblichen Ausdünnung der Herzkammerwände – Fachleute sprechen von einer Gefügedilatation. Schließlich kommt es zur „Dekompensation“ des Herzens und nicht selten zum plötzlichen Herztod infolge von Kammerflimmern. Mit ihren therapeutischen Maßnahmen versuchen Ärzte, dem Remodeling entgegenzuwirken und die Herzkraft zu stärken (s. Kap. 3), um so die ominöse Herzerweiterung (Herzdilatation) aufzuhalten. Dennoch ist in unserer Gesellschaft die chronische Herzinsuffizienz immer noch die häufigste Todesursache (30).

Für manche Patienten mit schwerer Herzinsuffizienz ist bei drohendem Herzversagen eine Herztransplantation die letzte Hoffnung. Die Vorbereitung auf die Herzverpflanzung erfordert eine sorgfältige psychosoziale Evaluation der Transplantationskandidaten. Die erforderliche Umstellung des Lebensstils, die dauerhafte Immunsuppression und die vielen notwendigen Kontrollen stellen nämlich hohe Anforderungen an die Selbstdisziplin und an die Bereitschaft (Adhärenz), den Empfehlungen der Ärzte zu folgen – insbesondere in Bezug auf die gewissenhafte Einnahme der verordneten Medikamente und die Vermeidung erhöhter Infektionsrisiken (19; s. auch Kap. 1). Ist die Transplantation erfolgreich, so erlebt der Patient meist schon auf der Intensivstation das Gefühl, zum ersten Mal wieder ganz durchatmen zu können und genügend Luft zu bekommen. Manchmal können allerdings vorübergehend psychische Störungen auftreten, etwa Ängste und Depressionen, und die meisten Patienten leiden noch lange nach einer gelungenen Herztransplantation bei kleineren Anstrengungen an Atemnot, Müdigkeit und allgemeiner Schwäche. Das liegt aber nicht am fremden, von seiner vegetativen Innervation abgeschnittenen Herzen; es reagiert nämlich bei Belastung immer noch auf die im Blut zirkulierenden Stresshormone Adrenalin und Noradrenalin mit einer Erhöhung der Schlagfrequenz (26). Die Ursache liegt der eingangs erwähnten Muskeltheorie der Herzinsuffizienz zufolge an der immer noch geschwächten Muskulatur des Körpers (33). Diese sollte deshalb in der Phase der Rehabilitation gezielt trainiert werden – zum Beispiel (wie am Universitätsklinikum Heidelberg) durch ein speziell für herztransplantierte Patienten konzipiertes kombiniertes Kraft- und Ausdauertraining (23). In jedem Fall tut Bewegung Körper und Psyche gut, insbesondere bei Herz-Patienten.

Literatur

1 Albus C (2008). Herzinsuffizienz. In: Herrmann-Lingen C, Albus C, Titscher G (Hrsg). Psychokardiologie. Ein Praxisleitfaden für Ärzte und Psychologen. Köln: Deutscher Ärzte-Verlag; 24–30.

2 Albus C (2008). Risikoverhalten. In: Herrmann-Lingen C, Albus C, Titscher G (Hrsg). Psychokardiologie. Ein Praxisleitfaden für Ärzte und Psychologen. Köln: Deutscher Ärzte-Verlag; 83–90.

3 Bauer K, Ennker J, Bauer S (2011). Leben nach dem Herzeingriff. Ursachen verstehen, Heilung fördern, gesund leben. Berlin, Heidelberg: Springer.

4 Blumenthal JA, Babyak MA, Doraiswamy PM, Watkins L, Hoffman BM, Barbour KA, Herman S et al. (2007). Exercise and pharmacotherapy in the treatment of major depressive disorder. Psychosom Med; 69: 587–96.

5 Bremner JD, Narayan M, Anderson ER, Staib LH, Miller HL, Charney DS (2000). Hippocampal volume reduction in major depression. Am J Psychiatry; 157: 115–8.

6 Celano CM, Huffman JC (2011). Depression and cardiac disease: a review. Cardiol Rev; 19(3): 130–42.

7 Coats AJ (2011). Clinical utility of exercise training in chronic systolic heart failure. Nat Rev Cardiol; 8(7): 380–92.

8 Coats AJ, Adamopoulos S, Radaelli A, McCance A, Meyer TE, Bernardi L, Solda PL et al. (1992). Controlled trial of physical training in chronic heart failure. Exercise performance, hemodynamics, ventilation, and autonomic function. Circulation; 85(6): 2119–31.

9 Coats AJ, Clark AL, Piepoli M, Volterrani M, Poole-Wilson PA (1994). Symptoms and quality of life in heart failure: the muscle hypothesis. Br Heart J; 72, Suppl: S36–9.

10 Czeh B, Michaelis T, Watanabe T, Frahm J, de Biurrun G, van Kampen M, Bartolomucci A, Fuchs E (2001). Stress-induced changes in cerebral metabolites, hippocampal volume, and cell proliferation are prevented by antidepressant treatment with tianeptine. Proc Natl Acad Sci USA; 98: 12796–801.

11 Duman CH, Schlesinger L, Russell DS, Duman RS (2008). Voluntary exercise produces antidepressant and anxiolytic behavioral effects in mice. Brain Res; 1199: 148–58.

12 Erickson KI, Voss MW, Prakash RS, Basak C, Szabo A, Chaddock L, Kim JS, Heo S et al. (2011). Exercise training increases size of hippocampus and improves memory. Proc Natl Acad Sci USA; 108(7): 3017–22.

13 Fournier NM, Duman RS (2012). Role of vascular endothelial growth factor in adult hippocampal neurogenesis: Implications for the pathophysiology and treatment of depression. Behav Brain Res; 227(2): 440–9.

14 Frasure-Smith N, Lespérance F (2003). Depression and other psychological risks following myocardial infarction. Arch Gen Psychiatry; 60: 627–36.

15 Frasure-Smith N, Lespérance F, Juneau M, Talajic M, Bourassa MG (1999). Gender, depression, and one-year prognosis after myocardial infarction. Psychosom Med; 61: 26–37.

16 Frasure-Smith N, Lespérance F, Habra M, Talajic M, Khairy P, Dorian P, Roy D, Atrial Fibrillation and Congestive Heart Failure Investigators (2009). Elevated depression symptoms predict long-term cardiovascular mortality in patients with atrial fibrillation and heart failure. Circulation; 120(2): 134–40.

17 Gage FH (2002). Neurogenesis in the adult brain. J Neurosci; 22: 612–3.

18 Havranek EP, Ware MG, Lowes BD (1999). Prevalence of depression in congestive heart failure. Am J Cardiol; 84: 348–50, A9.

19 Herrmann-Lingen C (2008). Herzinsuffizienz und Herztransplantation. In: Herrmann-Lingen C, Albus C, Titscher G (Hrsg). Psychokardiologie. Ein Praxisleitfaden für Ärzte und Psychologen. Köln: Deutscher Ärzte-Verlag; 160–75.

20 Herrmann-Lingen C (2008). Depression. In: Herrmann-Lingen C, Albus C, Titscher G (Hrsg). Psychokardiologie. Ein Praxisleitfaden für Ärzte und Psychologen. Köln: Deutscher Ärzte-Verlag; 99–109.

21 Hunsberger JG, Newton SS, Bennett AH, Duman CH, Russell DS, Salton SR, Duman RS (2007). Antidepressant actions of the exercise-regulated gene VGF. Nat Med; 13: 1476–82.

22 Jünger J, Schellberg D, Kraemer S, Haunstetter A, Zugck C, Herzog W, Haass M (2002). Health related quality of life in patients with congestive heart failure: comparison with other chronic diseases and relation to functional variables. Heart; 87: 235–41.

23 Kristen IC (2008). Möglichkeiten und Grenzen des körperlichen Trainings nach Herztransplantation – eine empirische Studie. Diplomarbeit an der FH Nordhessen.

24 Lautenschlager NT, Cox KL, Flicker L, Foster JK, van Bockxmeer FM, Xiao J, Greenop KR, Almeida OP (2008). Effect of physical activity on cognitive function in older adults at risk for Alzheimer disease: a randomized trial. JAMA; 300(9): 1027–37.

25 Olson AK, Eadie BD, Ernst C, Christie BR (2006). Environmental enrichment and voluntary exercise massively increase neurogenesis in the adult hippocampus via dissociable pathways. Hippocampus; 16: 250–60.

26 Opie LH (1998). The Heart. Physiology, from Cell to Circulation. 3rd ed. Philadelphia, New York: Lippincott-Raven.

27 Opie LH (2011). Living Longer, Living Better. Exploring the Heart-Mind Connection. Oxford, New York: Oxford University Press Inc.

28 Pasic J, Levy WC, Sullivan MD (2003). Cytokines in depression and heart failure. Psychosom Med; 65(2): 181–93.

29 Pereira AC, Huddleston DE, Brickman AM, Sosunov AA, Hen R, McKhann GM, Sloan R et al. (2007). An in vivo correlate of exercise-induced neurogenesis in the adult dentate gyrus. Proc Natl Acad Sci USA; 104: 5638–43.

30 Piper HM (2003). Herz. In: Schmidt RF, Unsicker K (Hrsg). Lehrbuch der Vorklinik, Teil C. Köln: Deutscher Ärzte-Verlag; 139–78.

31 Rüegg JC (2010). Mind & Body. Wie unser Gehirn die Gesundheit beeinflusst. Stuttgart: Schattauer.

32 Schuld A, Pollmächer T (2004). Wirkungen inflammatorischer Zytokine auf Affekt und Kognition. Nervenheilkunde; 23: 110–5.

33 Scott AC, Francis DP, Davies LC, Ponikowski P, Coats AJ, Piepoli MF (2000). Contribution of skeletal muscle "ergoreceptors" in the human leg to respiratory control in chronic heart failure. J Physiol; 529(3): 863–70.

34 Snyder JS, Soumier A, Brewer M, Pickel J, Cameron HA (2011). Adult hippocampal neurogenesis buffers stress responses and depressive behaviour. Nature; 476: 458–61.

35 Ventura-Clapier R, De Sousa E, Veksler V (2002). Metabolic myopathy in heart failure. News Physiol Sci; 17: 191–6.

36 Warner-Schmidt JL, Duman RS (2008). VEGF as a potential target for therapeutic intervention in depression. Curr Opin Pharmacol; 8(1): 14–9.

37 Weuve J, Kang JH, Manson JE, Breteler MM, Ware JH, Grodstein F (2004). Physical activity, including walking, and cognitive function in older women. JAMA; 292: 1454–61.

38 Working group report (2001). Recommendations for exercise training in chronic heart failure patients. Eur Heart J; 22(2): 125–35.

8 Funktionelle Herzbeschwerden

Wenn das Herz schmerzt und der Arzt „nichts" findet

Herzattacke, Verdacht auf Herzinfarkt! Bei etwa einem Drittel der als Notfall mit Herzschmerzen in die Klinik eingewiesenen Patienten erweist sich nach eingehender Untersuchung der vermeintliche Infarkt allerdings als psychogene Panikattacke, verbunden mit Todesangst, Herzschmerzen, Kurzatmigkeit und rasendem Puls. Wenn Ärzte bei Herzdruck oder Herzschmerzen keinen medizinisch-körperlichen Befund erheben können, so sprechen sie gewöhnlich von funktionellen oder psychosomatischen Herzbeschwerden. Diese Störungen sind weit verbreitet. Etwa 10 % aller Erwachsenen verspüren gelegentlich auch bei körperlicher Ruhe plötzlich auftretende, jedoch höchstens einige Sekunden dauernde stechende Schmerzen in der Herzgegend, manchmal auch „nur" einen dumpf schmerzenden Druck im Bereich des Herzens, der dann allerdings länger anhält. Der Schmerz kann – genau wie bei Angina pectoris – in den linken Arm ausstrahlen (Abb. 8.1, S. 150). Oft kommt deshalb zum Schmerz auch die Angst vor einem Herzanfall hinzu – vor Angina pectoris oder gar einem Herzinfarkt. Wer davon betroffen ist, kann in Panik geraten. Er ringt nach Luft, hat Todesangst und Schweißausbrüche, und sein

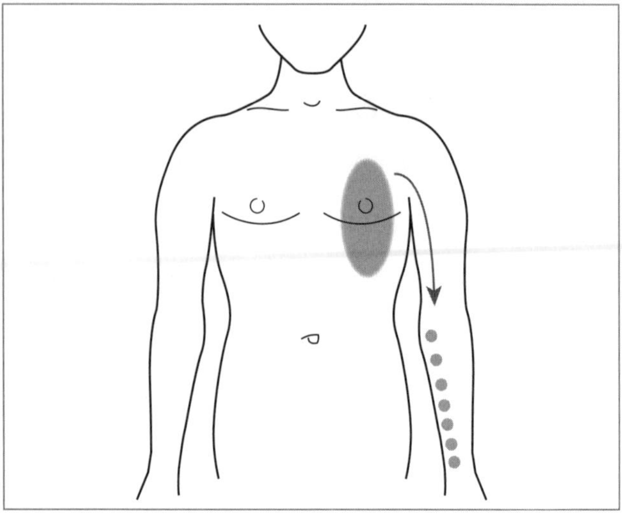

Abb. 8.1 Zonen subjektiver Schmerzempfindungen bei psychosomatischen (funktionellen) Herzbeschwerden. Die (präkordialen) Brustschmerzen können bis in den linken Arm ausstrahlen (1).

Herz rast. Danach fürchtet er sich immer wieder vor dem nächsten furchterregenden Anfall. So entsteht eine Herzphobie, eine Art Erwartungsangst, die „Angst vor der Angst". Sie zieht die Angst gleichsam herbei. Das gut geführte und mit Empathie verbundene, Mut und Trost spendende ärztliche Gespräch ist dann ein wesentliches Element der ärztlichen Kunst. Vielen Angst-Patienten gelingt der Ausstieg aus der Panik allein schon aufgrund des beruhigenden Zuspruchs eines Arztes – etwa wenn dieser sagt: „Körperlich fehlt Ihnen nichts, Ihr Herz ist gesund; die Symptome sind wohl durch Stress bedingt."

Vor allem sei es wichtig, dem Patienten zunächst zur Einsicht zu verhelfen, dass bestimmt kein lebensbedrohlicher Zustand vorliege und es sich (nur) um eine „nervöse Störung“ handle, schreibt der Schweizer Arzt Boris Luban-Plozza in seinem Buch *„Der Arzt als Arznei“* (23).

Panikattacken

Wenn ein Mensch einen akuten Panikanfall bekommt und dann, aus lauter Angst, nicht genügend Luft zu bekommen, in Luftnot gerät und sich die Atmung beschleunigt (Hyperventilation), so ist dies ein psychosomatischer Notfall. Ein solcher Angstanfall mündet nämlich meist in einen Teufelskreis, wobei sich psychosomatische und somatopsychische Prozesse gegenseitig beeinflussen. Infolge der psychogenen Hyperventilation entsteht das so genannte Hyperventilationssyndrom. Das Blut wird alkalischer, weil durch die schnelle Atmung zu viel Kohlendioxyd (CO_2) abgeatmet wird und damit natürlich die Blutwerte von CO_2 bzw. „Kohlensäure“ sinken. Dies wiederum erregt das Gehirn. Die davon Betroffenen werden benommen, verspüren Parästhesien, beispielsweise ein „Kribbeln“ in den Händen, und es wird ihnen schwindelig. Dadurch, aber auch durch das Gefühl der Atemnot steigert sich die Angst bis zur Panik, was nun wiederum das vegetative Nervensystem aktiviert und einen Adrenalinstoß auslöst, verbun-

den mit Beklemmungsgefühlen, Herzjagen, Herzschmerzen und Herzangst – Todesangst oft sogar (32).
Panikattacken mit Luftnot, Herzjagen und Herzflattern können bei familiär prädisponierten Patienten mit einem „nervösen" Herz ganz plötzlich, „wie aus heiterem Himmel" auftreten, scheinbar grundlos. Bei manchen Panikern lasse sich allerdings eine Spur in die Kindheit verfolgen, schreibt die bekannte Buchautorin und Medizinjournalistin Marianne Koch: Trennung von einem geliebten Elternteil oder Misshandlungen – Traumata, die zu schmerzlich sind, als dass das Kind damit fertig werden könnte, und daher verdrängt werden (18). Könnten also Panikattacken eine Spätfolge frühkindlicher Traumata sein (vgl. 15) – insbesondere von Beziehungsstörungen zwischen Mutter und Kind, wie die Züricher Psychoanalytikerin Verena Kast vermutet (17)?
Bei anderen Angst-Patienten lässt sich kein Zusammenhang mit Erfahrungen in der Kindheit nachweisen, dafür mit lebensbedrohenden Geschehnissen, die zu einer Posttraumatischen Belastungsstörung (PTBS) führen, etwa Kriegsereignisse, Naturkatastrophen, Unglücksfälle, aber auch schwere Erkrankungen, zum Beispiel ein Herzinfarkt (13). In solchen Fällen kann ein Moment, der an die traumatischen Geschehnisse erinnert, später im Leben die Angst von damals plötzlich wiederaufleben lassen und reflexartig eine panische Alarmreaktion auslösen: Herzjagen, Schweißausbrüche, Atemnot. Ärzte empfehlen dann meistens eine Psychotherapie, die helfen soll, die traumatischen Erinnerungen zu verarbeiten (13, 31).

Freilich sollte ein Therapeut nicht nur an psychosoziale, sondern auch an biologische, „körperliche“ Faktoren denken, die einer Veranlagung zu Panikstörungen zugrunde liegen könnten. Möglicherweise entstehen die kurz dauernden Angstanfälle nämlich aufgrund einer übersteigerten neuronalen Aktivität in den Angstzentralen des Gehirns, insbesondere des blauen Kerns (Locus coeruleus) im Hirnstamm (9). Bei Patienten mit Panikstörungen reagieren dieser Hirnkern sowie bestimmte Teile der Großhirnrinde offenbar überempfindlich auf Stressreize; die entsprechenden neuronalen Schaltkreise werden also schon bei alltäglichen Stressoren höchst aktiv und erregen die Amygdala, die ihrerseits das sympathische Nervensystem aktiviert und so im Herz eine panische Stressreaktion auslöst.

Allerdings weist das Gehirn von Panik-Patienten noch weitere Besonderheiten auf. So wurde entdeckt, dass ihr Schläfenlappen auffallend weniger voluminös ist als bei Gesunden (38), wohingegen in großen Hirnbereichen ein Mangel an Rezeptoren für Serotonin (24) und angstlösende (endogene) Benzodiazepine herrscht (5). Es handelt sich um Rezeptoren, die nicht nur auf anxiolytische Medikamente, sondern auch auf den Neurotransmitter GABA (Gammaaminobuttersäure) ansprechen. Dementsprechend kann GABA seine – in der Amygdala gewöhnlich beruhigende – Wirkung nur unzureichend ausüben. Deshalb wird bei Panikern die „Angstzentrale“ im Mandelkern übererregbar, sie schlägt schon aus dem geringsten Anlass, manchmal „wie aus dem Nichts“ und ohne jeden ersichtlichen Grund plötzlich Alarm und veranlasst so Herzrasen und andere Symptome einer Überaktivierung des sympathischen Nervensystems.

Wenn das Herz aus dem Takt gerät

Freilich leiden viele Menschen gelegentlich an Herzjagen, Herzstolpern (Extrasystolen) und unregelmäßigem Puls, ohne dadurch in Angst und Panik zu geraten. Eine Therapie ist dann nicht erforderlich. Wenn jedoch das Herz häufig aus dem Takt gerät, sollte abgeklärt werden, ob dem Leiden vielleicht doch eine somatische Ursache zugrunde liegen könnte – insbesondere wenn der Arzt ein Vorhofflimmern vermutet. Das ist die häufigste Herzrhythmusstörung. Fast eine Million Menschen sind in Deutschland davon betroffen, vor allem Menschen über 65 Jahre. Ihr Puls ist unregelmäßig. Oft klagen sie über Müdigkeit, Atemnot, Herzklopfen, Herzrasen und Angstzustände. Zusätzlich könne in der Brust auch noch ein Engegefühl entstehen, aber manchmal bleibe die Herzrhythmusstörung auch ganz unbemerkt, schreibt der Heidelberger Kardiologe Dierk Thomas (36). In jedem Fall sollte der begründete Verdacht auf Vorhofflimmern durch ein EKG (Elektrokardiogramm) bestätigt werden. Anders als das berüchtigte Herzkammerflimmern ist andauerndes Vorhofflimmern nicht unmittelbar lebensbedrohend, allerdings auch nicht ungefährlich. Es erhöht nämlich das Risiko eines Schlaganfalls, weil sich

im flimmernden Vorhof Blutgerinnsel bilden können, die als „Embolus“ über den Blutkreislauf bis ins Gehirn gelangen und so Hirngefäße verstopfen.
Oftmals kann ein Anfall von Vorhofflimmern innerhalb von 1–2 Tagen von selbst wieder aufhören. Wenn sich aber die Anfälle häufen, kommt es mit der Zeit zu Veränderungen im Vorhofgewebe, die dann letztlich ein dauerhaftes Flimmern zur Folge haben. Dabei erzeugen an Stelle des normalen Schrittmachers im Sinusknoten die Lungenvenen an der Einmündungsstelle im linken Vorhof (Atrium) unkontrolliert elektrische Impulse, und zwar bis zu 600-mal pro Minute. Zum Glück kann das rasende „Bombardement“ der Impulse nicht bis zu den Herzkammern vordringen ohne zuvor, etwas verzögert, eine enge Brücke von Reizleitungsgewebe, das atrioventrikuläre Bündel (His-Bündel), zu passieren. Dieser Engpass in der Reizweiterleitung wirkt sozusagen wie ein Filter. Er reduziert die Zahl der elektrischen Erregungen (Aktionspotenziale), die den Herzventrikel erreichen. Dennoch schlägt das Herz immer noch viel zu schnell und unregelmäßig. Allerdings gibt es Medikamente, so genannte Antiarrhythmika, die – gegebenenfalls – den normalen Herzrhythmus wiederherstellen. Seit einigen Jahren kann den Patienten noch zuverlässiger geholfen werden – durch eine so genannte Katheterablation. Dabei wird der krankhaft veränderte Bezirk des Vorhofgewebes mit einem Herzkatheter verödet (2, 36). Allerdings kann das Vorhofflimmern auch ohne organische Veränderungen im Vorhof entstehen, beispiels-

weise aufgrund von Veränderungen in den Blutwerten, insbesondere wenn der Blutkaliumwert zu niedrig ist. Und bei manchen wird die Herzrhythmusstörung durch übermäßigen Alkoholkonsum oder psychischen Stress hervorgerufen (11).

Herzangst (Herzphobie, Herzneurose)

Wie wir sahen, sind durch psychischen Stress bedingte Herzbeschwerden wie Herzstolpern, unregelmäßiger Puls, Herzklopfen und stechende Schmerzen in der Herzgegend recht häufig. Von manchen Menschen werden solche funktionellen Beschwerden jedoch verstärkt wahrgenommen (1). In diesem Fall alarmieren bestimmte „Zubringernerven“ (afferente Nervenfasern) das Gehirn über funktionelle Veränderungen im Herzen, die durch mentalen oder psychischen Stress ausgelöst werden. Und dabei wird – im Elektroenzephalogramm (EEG) deutlich erkennbar – die Rinde des linken Temporallappens besonders stark erregt (10). Ohne Frage beunruhigen die introspektiv wahrgenommenen Herzschläge (Palpitationen) die Patienten. Dies wiederum aktiviert das vegetative Nervensystem und verstärkt damit die „nervösen“ Herzbeschwerden. Bei bis zu einem Drittel der Betroffenen kann der Arzt jedoch auch nach sorgfältiger Untersuchung keine organische Ursache für die subjektiv als Herzklopfen bzw. Palpitationen erlebten Herzbeschwerden finden. Dann heißt es oft, die Beschwerden seien eben „funktionell“ bzw. „psychosomatisch“. Gerade dies wollen aber viele der Betroffenen nicht wahrhaben – vielleicht auch deshalb, weil sie die Diagnose als stigmatisierend empfinden und daher fest an eine organische Ursache ihres körperlich (somatoform) in Erscheinung tretenden Leidens glauben (das in der Fachsprache als „somatoforme Störung“ bezeichnet wird). Enttäuscht von der ärztlichen Diagnose, wechseln sie immer wieder den Arzt, vielleicht auch in der vagen Hoffnung, der vermeintlichen Herzerkrankung endlich auf die Spur zu kommen. Oft sind es aber nicht einmal die Patienten, die mehr somatische Interventionen möchten, sondern wenig gesprächsbereite Hausärzte (33). Anscheinend sei „die Intensität somatischer Abklärungen umso größer, je mehr sich die Patienten über ihre Beschwerden beklagen und je weniger der Arzt das Gespräch über psychosoziale Aspekte ermöglicht“, sagt der Schweizer Psychosomatiker Pierre Loeb (21).

Nach neueren Erkenntnissen verbergen sich hinter den immer wieder auftretenden „nervösen“ (funktionellen) Herzbeschwerden häufig Angststörungen, die dem Betroffenen überhaupt nicht bewusst sind. Sie sind sozusagen ein „Angstäquivalent“ (1, 11). Zwar spüren die Patienten die körperlichen Symptome der Angst – zum Beispiel Herzklopfen (Palpitationen), Herzrasen und Luftnot –, aber sie können ihre Angst nicht (bewusst) fühlen und anderen sprachlich mitteilen. Mit anderen Worten: Die Angst kommt nur im körperlichen Symptom zum Ausdruck, somatoform eben. Allerdings liegt der Grund dafür nicht darin, dass die Betroffenen die angsterzeugenden Konflikte ins Unbewusste verdrängen bzw. nicht wahrhaben wollen, sondern eher in einem „Affektdefizit", einer Gefühlsarmut bzw. in der Unfähigkeit, die eigenen Gefühle wahrzunehmen und zu kommunizieren. Dies wird mit dem Fachausdruck „Alexithymie" bezeichnet. Diese Defizite im Affekterleben zählt der Heidelberger Psychosomatiker Gerd Rudolf zu den Störungen der „psychischen Struktur" (29). Menschen mit solchen strukturellen Störungen sind nicht fähig, bestimmte Affekte wie Ärger oder Angst bewusst zu erleben und verständlich in Worten zum Ausdruck zu bringen. Oft erklären sie dem Arzt, es sei ihnen überhaupt nicht klar, welche Gefühle sie gerade haben und was in ihnen vorgehe. Deshalb könnten sie auch nicht die richtigen Worte dafür finden.

Was aber sind die Ursachen für diese Art von mangelnder emotionaler Intelligenz? Möglicherweise liegt eine frühkindliche Entwicklungsstörung zugrunde, etwa „wenn ein Kind in der frühen Mutter-Kind-Beziehung nicht lernt, Gefühle (bewusst) zu erleben", glaubt Ina Rösing (28, S. 439). Deshalb könne es nicht die Fähigkeit entwickeln, einen aufkommenden Affekt zu bewältigen. Dass solche Defizite auch Erwachsenen mit strukturellen Störungen so wenig bewusst sind, ließe sich dann wohl damit erklären, dass sie im Kindesalter „nur in geringem Umfang lernen konnten, ihre Erfahrungen zu mentalisieren, sie zum Gegenstand ihrer inneren Betrachtung und Bewertung zu machen und dafür Worte zu finden“, schreibt Gerd Rudolf in seinem Buch *„Strukturbezogene Psychotherapie“* (29, S. 148).

Alexithymien können vom Therapeuten in diagnostischen Gesprächen aber auch mit Hilfe spezieller psychologischer Tests erkannt werden (35). Noch weiß man aber nicht genau, welche neurobiologisch fassbaren Defizite mit dieser Erkrankung verknüpft sind. Diskutiert werden zum Beispiel Störungen in den (bidirektionalen) neuronalen Verbindungen von Mandelkern (Amygdala) und Hirnrinde.

In der Amygdala werden bekanntermaßen Stress und andere angstauslösende Ereignisse bewertet und im Bruchteil einer Sekunde unbewusst mit einer körperlichen Angstreaktion beantwortet, einer „primären Emotion“, also beispielsweise mit Herzklopfen und Herzrasen (20). Etwas verzögert wird dann (bottom up) von der Amygdala auch der Kortex informiert, insbesondere der vordere Teil des Gyrus cinguli (ACC; vgl. Abb. 1.1, S. 10) und der mediale präfrontale Kortex. Erst dadurch wird die primäre Emotion Angst auf Symbolebene bewusst und kann so gegebenenfalls bewältigt werden (top down). An diesem quasi automatisch und unbewusst (implizit) ablaufenden Prozess der Emotionsregulation sind vor allem der mediale präfrontale Kortex und Teile des ACC beteiligt, welche die angstgenerierende Aktivität der Amygdala hemmen, sagt der amerikanische Psychosomatiker Richard Lane (19). Mit anderen Worten: Wenn Emotionen bewusst und in Worte gefasst (verbalisiert) werden, kann die neuronale Aktivität im „Angstzentrum“ Amygdala durch implizit (unbewusst) ablaufende Prozesse gewissermaßen heruntergefahren werden. Dass dies gerade bei psychosomatisch kranken, alexithymen Patienten nicht gut funktionieren kann, liegt nach dem Gesagten auf der Hand.

So können aufgrund einer Überaktivität von Amygdala und vegetativem Nervensystem psychosomatische Störungen wie Herzrasen, Herzklopfen entstehen, aber auch Herzstolpern und andere (gutartige) Herzrhythmusstörungen. Wie schon erwähnt, können diese Störungen der Herzfunktion wiederum auf das Gehirn und das psychische Befinden zurückwirken und so ihrerseits die Betroffenen beunruhigen und ängstigen. Das führt dann dazu, dass sie sich auf ihr vermeintliches Herzleiden fixieren und meinen, ernsthaft herzkrank zu sein, und befürchten, bald zu sterben. Kurz: Sie leiden unter einer Herzphobie (Herzangst). Herzphobien gehören zu den bereits erwähnten somatoformen Störungen; allerdings fällt es Ärzten oftmals nicht leicht, solche Leiden von Panikstörungen und hypochondrischen Störungen abzugrenzen (1). Litt möglicherweise auch Immanuel Kant an solchen Beschwerden? Als alter Mann berichtete der Königsberger Philosoph, er habe aufgrund seiner ständigen Herzbeklemmungen eine „natürliche Anlage zur Hypochondrie, welche in früheren Jahren bis an den Überdruß des Lebens grenzte“. Und dann fügte er hinzu: *„Die Beklemmung ist mir geblieben (...). Aber über ihren Einfluß auf meine Gedanken und Handlungen bin ich Meister geworden, durch Abkehrung der Aufmerk-*

samkeit von diesem Gefühle, als ob es mich gar nichts anginge." (16)
Hatte also Kant die Kraft des „positiven Denkens" und das (etwa 170 Jahre später unter diesem Namen bekannt gewordene) Prinzip der Kognitiven Verhaltenstherapie entdeckt und an sich selbst erprobt? Die von Aaron T. Beck begründete Kognitive Verhaltenstherapie basiert auf der Annahme, dass psychischen bzw. psychosomatischen Störungen oftmals falsche Glaubensstrukturen und Denkmuster („negatives Denken") zugrunde liegen. Und dass neue – positive – Denkweisen erlernt werden können (12, 14).

Wo beginnt Heilung?

In einer Kognitiven Verhaltenstherapie können Patienten mit funktionellen Herzbeschwerden oftmals beruhigt und überzeugt werden, dass ein „Herzdruck" oder ein rasender Puls an sich nicht gefährlich ist, zumal ja auch bei jeder körperlichen Anstrengung das Herz ohne Schaden für die Gesundheit schneller schlägt (8). So können sie sich von der ängstigenden Überzeugung befreien, an einer möglicherweise gefährlichen organischen Erkrankung des Herzens zu leiden. Wenn man dann nach einem positiven Therapieverlauf die Patienten nach ihren Beschwerden fragt, könne man, so Gerd Rudolf, oft hören: „Das hab ich immer noch, aber das spielt für mich jetzt keine Rolle mehr" (30). Angesichts des Überhandnehmens psychosomatischer Erkrankungen sei wohl mindestens ein Viertel, wenn nicht gar ein Drittel der Arbeit des praktischen Arztes reine Psychotherapie – also „sprechende Medizin“, meinte schon vor mehr als einem halben Jahrhundert der britische Arzt und Psychotherapeut Michael Balint (3). Er wies immer wieder darauf hin, wie sehr die Worte eines Arztes den Gesundungsprozess beeinflussen können. Daher gilt es, dem gesprochenen Wort sowie dem Arzt als Person wieder mehr Platz einzuräumen.

Allerdings beklagen manche Hausärzte zu Recht, dass angesichts immer knapperer Kassen diese Art von „sprechender Medizin“ schlecht vergütet wird und in der Regel leider nur etwa 7–10 Minuten Zeit für ein ärztliches Gespräch bleibt. So sind sie auch notgedrungen oftmals nur zu gerne bereit, den Wünschen des psychosomatisch Herzkranken nachzugeben und ein Medikament zu verschreiben. Allerdings sei eine spezifische medikamentöse Therapie funktioneller Herzbeschwerden derzeit nicht verfügbar, schreibt der Psychokardiologe Christian Albus (1). Symptome wie Herzrasen könnten zwar durch Betablocker gemildert werden; aber dann müsse dem Patienten erklärt werden, dass damit nicht in erster Linie das Herz, sondern die „Nervosität“ behandelt werde. Um den normalen Herzrhythmus wiederherzustellen, werden Patienten mit eher harmlosen Herzrhythmusstörungen gerne auch Antiarhythmika verschrieben. Diese Medikamente verändern die elektrischen Eigenschaften der Herzmuskelzellen so, dass unregelmäßige oder schnelle Erregungen nicht aufrechterhalten oder weitergeleitet werden. Einige dieser Medikamente haben allerdings bedenkliche Nebenwirkungen; statt Herzrhythmusstörungen zu beseitigen, können sie diese sogar herbeiführen. Eine häufig zitierte klinische Studie (6) zeigte zwar, dass etwa 80 % der Patienten auf die Behandlung mit Antiarhythmika mit einer massiven Reduktion bestimmter Herzrhythmusstörungen ansprechen. Dies war aber auch bei knapp 40 % der mit einem Placebo Behandelten der Fall, und dann stellte sich überraschenderweise sogar heraus, dass ihre durchschnittliche Lebenserwartung bedeutend höher war als bei den medikamentös Therapierten (7). Placeboeffekte sind also keine Sinnestäuschungen, es sind vielmehr real vorhandene Wirkungen, und eine Placebobehandlung ist nicht gleichzusetzen mit *keiner* Wirkung, sagt der Heidelberger Biometriker Norbert Viktor (37).

Scheinmedikamente, also „Zuckerpillen", die keine pharmakologisch wirksamen Substanzen enthalten, kamen in der Medizin zu allen Zeiten zum Einsatz. Aber: Darf ein Arzt seinen Patienten Scheinbehandlungen in der Hoffnung anbieten, auf diese Weise eine heilsame Wirkung zu erzielen? Einerseits sollte er wahrheitsgemäß über seine Therapie informieren; andererseits würde aber gerade dadurch seine Maßnahme ihre Wirkung verlieren, das ist das Dilemma. Wie Sibylle Wehner-von Segesser in der Neuen Zürcher Zeitung berichtete, „räumen (dennoch) erstaunlich viele Ärzte ein, in bestimmten Situationen – etwa wenn eine wirksame Behandlung für das Leiden des Patienten fehlt – auf solche Maßnahmen zurückzugreifen“ (39). Dies habe eine Umfrage bei 167 Haus- und Kinderärzten im Kanton Zürich ergeben. Allerdings setzten die Befragten meistens „unreine“ Placebos ein, berichtete die Wissenschaftsjournalistin – also Arzneien, die zwar gewisse pharmakologisch wirksamen Bestandteile enthielten, zum Beispiel Vitamine, über diesen Weg jedoch nicht gegen die jeweiligen Beschwerden wirksam sein dürften. Das schien vor allem dann gerechtfertigt, wenn, wie beispielsweise bei funktionellen Herzbeschwerden, kein (körperlicher) Befund erhoben werden konnte, der die Klagen der beunruhigten Patienten einer bestimmten organischen Erkrankung zuordnen ließ. Sehr beliebt sind denn auch pflanzliche bzw. homöopathische Mittel, etwa „Aconitum D12“ bei psychosomatisch bedingten Schmerzen in der Herzgegend (25).

Homöopathika enthalten die beispielsweise aus Heilkräutern wie Kamille oder Eisenhut (Aconitum) extrahierten Substanzen jedoch oftmals so sehr verdünnt – „potenziert“, wie Homöopathen sagen –, dass eine pharmakologische Wirkung überhaupt nicht erwartet werden kann. Die Verdünnung durch die so genannte Potenzierung ist manchmal so stark, dass sich schon rein rechnerisch kein Wirkstoff-Molekül im Präparat befinden dürfte. Wirken also homöopathische Streukügelchen („Globuli“) nur als Placebo? Tatsächlich fanden Matthias Egger und seine Berner Kollegen in einer groß angelegten Studie keinerlei Hinweis darauf, dass ein homöopathisches Heilmittel besser wirken könnte als ein Scheinmedikament (34).

Dennoch: Selbst wenn – beispielsweise – die bei „drückenden Kopfschmerzen“ empfohlene Tablette „Chamomilla D6“ oder die ebenfalls aus Kamille hergestellten „Globuli“ genauso wirken sollten wie ein Placebo, so heißt das noch lange nicht, dass ihnen jeder Heileffekt fehlt. Wie man weiß, können Scheinmedikamente heilsame positive Erwartungen mobilisieren und im Gehirn die Ausschüttung des motivierenden Botenstoffs Dopamin und körpereigener Schmerzmittel (Endorphine) anregen (4). So können sie beispielsweise nicht nur (psychosomatische) Herzschmerzen lindern, sondern sogar die Weite der Herzkranzgefäße beeinflussen, sofern sie den Schmerzleidenden mit überzeugenden, suggerierenden Worten gegeben werden[1] (27).

Ohne Frage wirken Placebos immer dann am besten, wenn nicht nur der Patient, sondern auch der Therapeut von deren Heilkraft überzeugt ist. Das gilt selbstverständlich gerade bei der Anwendung homöopathischer

---

[1] Entgegen der Erwartung verursachte die verbale Suggestion („verbal suggestion“) in einer randomisiert-kontrollierten Studie allerdings keine Erweiterung der Koronargefäße, sondern eine leichte Verengung, wie Ronel und Kollegen (27) mit Hilfe diagnostischer Angiogramme nachwiesen. Ohne verbale Suggestion war das Placebo – eine Infusion einer physiologischen Kochsalzlösung in die Herzkranzgefäße – ohne jede Wirkung. (Zu Placebowirkungen s. auch http://www.fr-online.de/wissenschaft/wirkung-von-schein medikamenten-auch-der-glaube-heilt,1472788,4767792.html.)

Heilmittel. Jede homöopathische Behandlung beginnt in der Regel mit einer ausführlichen Befragung (Erstanamnese), und dabei sind das vertrauensvolle Gespräch und die Zuwendung des Therapeuten zum Patienten ganz entscheidend. Das vom englischen Psychotherapeuten Michael Balint als „Droge Arzt“ bezeichnete Heilmittel darf nicht unterschätzt werden. Nicht nur die verabreichten Pillen seien wichtig, sagte Balint, sondern auch die Worte, mit denen der Arzt sie dem Patienten verschreibe. Das wichtigste Heilmittel sei eben der Arzt selbst, der „Arzt als Arznei“ sozusagen (3). Und Bernard Lown schreibt in seinem wunderbaren Buch *„Die verlorene Kunst des Heilens“*: „Ich kenne nur wenige Heilmittel, die mächtiger sind als das sorgsam ausgewählte Wort“ (22, S. 78). Wie heilsam die Worte des Arztes sind, wusste man freilich schon in der Antike. So ließ der griechische Philosoph Platon im Dialog „Charmides“ seinen Mentor Sokrates sagen, ein gewisses Heilkraut wirke bei bestimmten Schmerzen ganz ausgezeichnet, jedoch nur dann, wenn es mit den richtigen Worten verabreicht werde (26). Manchmal wirken Worte wie ein Medikament – auch bei psychosomatischen (präkordialen) Brustschmerzen.

Psychisch bedingte Herzleiden gab es zu allen Zeiten; sie wurden schon in der Antike beschrieben. Wenn das Herz keine Leiden bereitete, wären viele Romane, zahlreiche Lieder und Gedichte ungeschrieben geblieben, gerade in der deutschen Literatur. Denken wir noch einmal an Mignon, jene seltsame literarische Figur, die, wie wir bereits sahen, psychosomatisch krank ist und dann vor Herzleid stirbt, an gebrochenem Herzen. In Goethes Ode „An Mignon“ lesen wir:

Über Tal und Fluß getragen
Ziehet rein der Sonne Wagen.
Ach, sie regt in ihrem Lauf,
So wie deine, meine Schmerzen
Tief im Herzen,
Immer morgens wieder auf.
(...)
Heimlich muß ich immer weinen,
Aber freundlich kann ich scheinen
Und sogar gesund und rot;
Wären tödlich diese Schmerzen
Meinem Herzen,
Ach, schon lange wär ich tot.

Literatur

1 Albus C (2008). Funktionelle Herzbeschwerden. In: Herrmann-Lingen C, Albus C, Titscher G (Hrsg). Psychokardiologie. Ein Praxisleitfaden für Ärzte und Psychologen. Köln: Deutscher Ärzte-Verlag; 63–76.

2 Albus C (2008). Herzrhythmusstörungen. In: Herrmann-Lingen C, Albus C, Titscher G (Hrsg). Psychokardiologie. Ein Praxisleitfaden für Ärzte und Psychologen. Köln: Deutscher Ärzte-Verlag; 30–5.

3 Balint M (1957). Der Arzt, sein Patient und die Krankheit. Stuttgart: Ernst Klett Verlag.

4 Benedetti F, Mayberg HS, Wager TD, Stohler CS, Zubieta JK (2005). Neurobiological mechanisms of the placebo effect. J Neurosci; 25: 10390–402.

5 Bremner JD, Innis RB, White T, Fujita M, Silbersweig D, Goddard AW, Staib L et al. (2000). SPECT [I-123] iomazenil measurement of the benzodiazepine receptor in panic disorder. Biol Psychiatry; 47: 96–106.

6 CAPS Investigators (1988). Effects of encainide, flecainide, imipramine and moricizine on ventricular arrhythmias during the year after acute myocardial infarction: the CAPS. The Cardiac Arrhythmia Pilot Study. Am J Cardiol; 61(8): 501–9.

7 CAST Investigators (1989). Preliminary report: effect of encainide and flecainide on mortality in a randomized trial of arrhythmia suppression after myocardial infarction. The Cardiac Arrhythmia Suppression Trial. N Engl J Med; 321(6): 406–12.

8 Clark DM, Salkowskis PM, Hackmann A, Middleton H, Anastasiades P, Gelder M (1994). A comparison of cognitive therapy, applied relaxation and imipramine in the treatment of panic disorder. Br J Psychiatry; 164: 759–69.

9 Goddard AW, Charney DS (1997). Toward an integrated neurobiology of panic disorder. J Clin Psychiatry; 58, Suppl 2: S4–11.

10 Gray MA, Taggart P, Sutton PM, Groves D, Holdright DR, Bradbury D, Brull D, Critchley HD (2007). A cortical potential reflecting cardiac function. Proc Natl Acad Sci USA; 104(16): 6818–23.

11 Herrmann-Lingen C (2008). Herzrhythmusstörungen, Schrittmacher, Defibrillatoren. In: Herrmann-Lingen C, Albus C, Titscher G (Hrsg). Psychokardiologie. Ein Praxisleitfaden für Ärzte und Psychologen. Köln: Deutscher Ärzte-Verlag; 142–52.

12 Herrmann-Lingen C (2008). Kognitive Verhaltenstherapie. In: Herrmann-Lingen C, Albus C, Titscher G (Hrsg). Psychokardiologie. Ein Praxisleitfaden für Ärzte und Psychologen. Köln: Deutscher Ärzte-Verlag; 267–8.

13 Herrmann-Lingen C (2008). Trauer und Belastung – von der Reaktion zur Störung. In: Herrmann-Lingen C, Albus C, Titscher G (Hrsg). Psychokardiologie. Ein Praxisleitfaden für Ärzte und Psychologen. Köln: Deutscher Ärzte-Verlag; 91–9.

14 Hollon SD (1998). What is cognitive behavioural therapy and how does it work? Curr Opin Neurobiol; 8: 289–92.

15 Jacobs WJ, Nadel L (1999). The first panic attack: a neurobiological theory. Can J Exp Psychol; 53: 92–107.

16 Kant I (1797). Von der Macht des Gemüts des Menschen, über seine krankhaften Gefühle durch den blossen Vorsatz Meister zu sein. Hufelands Journal der praktischen Heilkunde; Jahrgang 97(II): 6–22 (Nachdruck in: Werke in 6 Bänden. Bd. 6. Darmstadt: Wissenschaftliche Buchgesellschaft 1998; 371–93).

17 Kast V (1994). Vater-Töchter, Mutter-Söhne – Wege zur eigenen Identität aus Vater- und Mutterkomplexen. Stuttgart: Kreuz Verlag.

18 Koch M (2011). Das Herz-Buch. München: dtv.

19 Lane RD (2008). Neural substrates of implicit and explicit emotional processes: a unifying framework for psychosomatic medicine. Psychosom Med; 70(2): 214–31.

20 LeDoux JE (2001). Das Netz der Gefühle. München: dtv.

21 Loeb P (2008). Psychosomatik – Integration oder Polarisierung. In: Jenny R, Traber Y (Hrsg). Wo beginnt Heilung? Kritische Ansätze in der Therapie somatoformer Störungen. Berlin: Weissensee Verlag; 11–8.

22 Lown B (2004). Die verlorene Kunst des Heilens. 2. Aufl. Stuttgart, New York: Schattauer.

23 Luban-Plozza B, Laederach-Hofmann K, Knaak L, Dickhaut HH (2002). Der Arzt als Arznei – Das therapeutische Bündnis mit dem Patienten. 8. Aufl. Köln: Deutscher Ärzte-Verlag.

24 Neumeister A, Bain E, Nugent AC, Carson RE, Bonne O, Luckenbaugh DA, Eckelman W et al. (2004). Reduced serotonin type 1A receptor binding in panic disorder. J Neurosci; 24: 589–91.

25 Pahlow M, Buchtala E (2001). Homöopathie als natürliche Selbsthilfe. München: Gräfe und Unzer Verlag.

26 Platon (1993). Sämtliche Dialoge. Bd. 3. Hamburg: Felix Meiner Verlag.
27 Ronel J, Mehilli J, Ladwig KH, Blättler H, Oversohl N, Byrne RA, Bauer A et al. (2011). Effects of verbal suggestion on coronary arteries: results of a randomized controlled experimental investigation during coronary angiography. Am Heart J; 162(3): 507–11.
28 Rösing I (2004). Intelligenz und Dummheit: Wissenschaftliche Konzepte, Alltagskonzepte, fremdkulturelle Konzepte. Ein Denk- und Werk-Buch. Heidelberg, Kröning: Asanger-Verlag.
29 Rudolf G (2004). Strukturbezogene Psychotherapie. Stuttgart, New York: Schattauer.
30 Rudolf G (2008). Psychosomatik – konzeptionelle und psychotherapeutische Aspekte. In: Jenny R, Traber Y (Hrsg). Wo beginnt Heilung? Kritische Ansätze in der Therapie somatoformer Störungen. Berlin: Weissensee Verlag; 33–48.
31 Rüegg JC (2010). Mind & Body. Wie unser Gehirn die Gesundheit beeinflusst. Stuttgart: Schattauer.
32 Rüegg JC (2011). Gehirn, Psyche und Körper. Neurobiologie von Psychosomatik und Psychotherapie. 5. Aufl. Stuttgart: Schattauer.
33 Salmon P, Humphris GM, Ring A, Davies JC, Dowrick CF (2007). Primary care consultations about medically unexplained symptoms: patient presentations and doctor responses that influence the probability of somatic intervention. Psychosom Med; 69(6): 571–7.
34 Shang A, Huwiler-Müntener K, Nartey L, Jüni P, Dörig S, Sterne JA, Pewsner D, Egger M (2005). Are the clinical effects of homoeopathy placebo effects? Comparative study of placebo-controlled trials of homoeopathy and allopathy. Lancet; 366: 726–32.
35 Subic-Wrana C, Beutel ME, Garfield DA, Lane RD (2011). Levels of Emotional Awareness: a model for conceptualizing and measuring emotion-centered structural change. Int J Psychoanal; 92(2): 289–310.

36 Thomas D, Becker R, Katus H (2010). Aus dem Takt geraten. Neue Verfahren verbessern die Therapie des Vorhofflimmerns. Ruperto Carola; 2: 13–8.

37 Viktor N (1995). Biometrie: Modellentwicklung in der Medizin. In: Bauer A (Hrsg). Theorie der Medizin. Dialog zwischen Grundlagenfächern und Klinik. Leipzig: Johann Ambrosius Barth; 126–40.

38 Vythilingam M, Anderson ER, Goddard A, Woods SW, Staib LH, Charney DS, Bremner JD (2000). Temporal lobe volume in panic disorder – a quantitative magnetic resonance imaging study. Psychiatry Res; 99: 75–82.

39 Wehner-von Segesser S (2009). Die heilende Kraft der Hoffnung. Die Rolle von Placebos in der Arztpraxis. Neue Zürcher Zeitung, 1. Dezember 2009 (Onlineausgabe – ein Bericht über eine Fachtagung in Zürich).

Personenverzeichnis

K

L

M

N

O

P

R

Sachverzeichnis

A

B

L

M

T

V

W

Z